Dimitar Minkov

Avaliação do risco de fratura por ultra-sons quantitativos

Dimitar Minkov

Avaliação do risco de fratura por ultra-sons quantitativos

Rastreio da osteoporose

ScienciaScripts

Imprint

Cover image: www.ingimage.com

This book is a translation from the original published under ISBN 978-3-659-67904-9.

Publisher:
Sciencia Scripts
is a trademark of
Dodo Books Indian Ocean Ltd. and OmniScriptum S.R.L publishing group

120 High Road, East Finchley, London, N2 9ED, United Kingdom
Str. Armeneasca 28/1, office 1, Chisinau MD-2012, Republic of Moldova, Europe
Printed at: see last page
ISBN: 978-620-8-09852-0

Conteúdo

Agradecimentos

Gostaríamos de expressar a nossa gratidão a muitas pessoas que nos ajudaram e nos deram orientações valiosas durante o processo de trabalho. Em primeiro lugar, ao Professor John Kanis da Universidade de Sheffield, Diretor do Grupo de Estudos Científicos sobre a Osteoporose da Organização Mundial de Saúde, à Professora Nora De Clerck da Universidade de Antuérpia, ao Professor Mihail Boyanov da Universidade de Medicina de Sófia e ao Professor David Dempster da Universidade de Columbia em Nova Iorque.

Gostaríamos de expressar os nossos agradecimentos especiais ao Prof. Andrey Yotov, que foi o nosso professor e mentor intelectual.

Agradecemos a todos os que nos ajudaram no processo de investigação: Assoc. Prof. Galya Stavreva, Assoc. Prof. Ventzi Rossmanov, Dr. Tonislava Minkova, Dr. Kerstin Rolfe, Professor Harry Genant, Dr. Momchil Dobrev, Dr. Margaret Pagoshi, Dr. Yukihiro Ikeda, Dr. Susan Brown, Dr. Kai-Tii Kow, Sr. Plamen Ruskov, Assoc. Prof. Nadya Veleva, Sra. Lilyana Yonovska e Sr. Lachezar Kostov.

Introdução

O osso é uma matéria anisotrópica e visco-elástica que tem a capacidade de se adaptar continuamente às alterações que ocorrem no seu ambiente fisiológico e mecânico.[1] As fracturas em caso de traumatismo mínimo são frequentemente o primeiro sinal de uma menor qualidade do osso e, relativamente, da sua resistência. Estas lesões estão relacionadas com custos económicos tanto durante a fase aguda como durante o período de recuperação e constituem um importante problema de saúde pública.[2-4]

Por exemplo, um ano depois da ocorrência das fracturas da anca - causadas pela osteoporose e um traumatismo comum nos idosos - as taxas de mortalidade comunicadas na Europa e na América do Norte variam entre 18% e 20-25%.[5-7]

De acordo com dados da Sociedade Búlgara de Endocrinologia, foram registadas mais de 4 600 fracturas da anca por ano, sendo que 24% dos doentes têm um resultado letal no final do primeiro ano após o traumatismo.[8] Globalmente, até ao ano 2050, o número de fracturas da anca aumentará entre 3 e 5 vezes.[9]

A Organização Mundial de Saúde (OMS) define a osteoporose como uma "doença esquelética progressiva caracterizada por baixa massa óssea e deterioração microarquitectural do tecido ósseo com consequente aumento da fragilidade óssea e suscetibilidade a fracturas".[10]

De acordo com a definição mais recente, a osteoporose é uma "doença esquelética caracterizada pela deterioração da resistência óssea que predispõe os indivíduos a um risco acrescido de fracturas. A resistência óssea inclui duas caraterísticas principais: densidade óssea e qualidade óssea".[11]

Atualmente, a absorciometria de raios X de dupla energia (DXA) do colo do fémur é aceite pela OMS como o único método para determinar a densidade óssea. A ecografia quantitativa é um método alternativo de avaliação não invasiva do estado do esqueleto que reflecte a densidade mineral óssea estimada. Dá uma ideia das qualidades do tecido ósseo - elasticidade, estrutura e geometria.

Um estudo realizado em 1984 demonstrou que a investigação por ultra-sons do calcâneo podia distinguir entre mulheres idosas com e sem fratura do colo do fémur.[13] Nos 30 anos que se seguiram, a ecografia quantitativa estabeleceu-se como um método rápido, fácil e seguro para o exame ósseo. Tem sido aplicada em diferentes regiões - calcâneo, falanges dos dedos, tíbia e rádio distal. O calcâneo tem sido a região mais popular a ser avaliada. Nesta região, o metabolismo é oito vezes mais intenso do que no osso cortical.[14]

A grande disponibilidade de aparelhos de ultrassom quantitativo no país é um pré-requisito para sua utilização em estudos de rastreamento da osteoporose. O exame pode ser realizado tanto por profissionais de saúde como por não especialistas. Esta acessibilidade do método cria também alguns inconvenientes, porque nem todos os que operam com aparelhos de ultra-sons conhecem a sua estrutura e princípio de funcionamento. A falta de um algoritmo único para a realização do exame é muitas vezes um pré-requisito para a ocorrência de erros e para a comunicação de resultados falsos positivos ou falsos negativos.

Na presente monografia, serão apresentados os dados de vários estudos, incluindo estudos de rastreio da osteoporose do calcâneo utilizando o aparelho Sahara Hologic. Acredita-se que será útil para todos aqueles que realizam osteometria ultra-sónica do calcâneo com diferentes modelos de aparelhos de ultra-sons periféricos.

Para explicar a natureza da osteometria óssea por ultra-sons, a estrutura e as propriedades do osso, a sua caraterização ultra-sonográfica, os indicadores ultra-sonográficos, o osteómetro ultrassonográfico e os vários modelos de aparelhos, bem como o T-score, serão brevemente abordados.

Por último, é proposto um algoritmo de rastreio por ultra-sons.

Referências

1. Viguet-Carrin S, Garnero P, Delmas PD. O papel do colagénio na resistência óssea Osteoporos Int (2006); 17:319-336.

2. Gullberg B, Johnell O, Kanis J A. World-wideprojections for hip fracture. Osteoporos Int (1997); 7:407-413.

3. Kannus P, Parkkari J, Sievanen H, Heinonen A, Vuori I, Jarvinen M. Epidemiology of hipfractures. Bone (1996); 18(Suppl1):57S-63S.

4. Johnell O, KanisJ A. An estimate of the worldwide prevalence, mortality and disability associated with hip fracture. Osteoporos Int (2004); 15:897-902.

5. Stavrou Z P, Erginousakis D A, Loizides A A, Tzevelekos S A, Papagiannakos KJ. Mortality and rehabilitation following hipfracture - a study of 202 elderly patients. Ata Orthop Scand (1997); Suppl 275: 89-91.

6. White B L, Fisher WD, Laurin C A. Rate of mortality for elderly patients after fracture of the hip in the1980's. J Bone Joint SurgAm (1987); 69:1335-1340.

7. Wolinsky F D, Fitzgerald J F, Stump T E. The effect of hip fracture on mortality, hospitalization, and functional status: a prospective study (O efeito da fratura da anca na mortalidade, hospitalização e estado funcional: um estudo prospetivo). Am J Public Health (1997); 87:398-403.

8. Sociedade Búlgara de Endocrinologia. Recomendações para boas práticas em osteoporose. (2005); Sofia.

9. Gullberg B, Johnell O, Kanis J A. World-wideprojections for hip fracture. Osteoporos Int (1997); 7: 407-413.

10. Grupo Científico da OMS para a Prevenção e Gestão da Osteoporose. Prevenção e tratamento da osteoporose: relatório de um grupo científico da OMS. Série de relatórios técnicos da OMS. (2000); 921 Genebra, Suíça: 55-56.

11. Orbeczova M. Postmenopausal osteoporosis. Medidino. (2010); 2: 1-3.

12. Heaney R P, Kanis J A. The interpretation and utility of ultrasound measurements of bone. (1996); Bone 18:491-492.

13. Langton CM, Palmer SB, Porter RW. A medição da atenuação ultra-sónica de banda larga no osso esponjoso. Eng Med. (1984); 13(2):89-91.

14. Vogel J M, Wasnich RD, Ross P D. The clinical relevance of calcaneus bone mineral measurements: a review. Bone Miner. (1998); 5:35-58.

Capítulo 1

Propriedades mecânicas e estrutura do osso

Os ossos são as alavancas de que necessitamos para nos movermos nas condições da gravidade. Isso exige que sejam *rígidos* e resistentes à deformação que ocorre durante o seu carregamento. Simultaneamente, o osso deve ser *flexível* porque, com cada esforço, entra nele energia que não pode ser eliminada, mas que pode ser absorvida. O osso absorve a energia alterando a sua forma. Pode ser encurtado e expandido quando sujeito a compressão ou esticado quando sujeito a tensão, reduzindo assim a tensão sem fracturas. Há outro desafio para o osso - deve ser suficientemente *leve* para nos permitir uma boa mobilidade.[1]

Forças complexas e com uma direção em constante mudança actuam sobre o sistema esquelético durante as actividades diárias de rotina. Como qualquer outro material, o osso deforma-se sob a ação destas forças. Quando as forças cessam, o osso tem a capacidade de recuperar completamente a sua forma, exceto se a deformação induzida pelas forças aplicadas tiver ultrapassado o nível crítico (figura 1), conhecido como *limite elástico.*

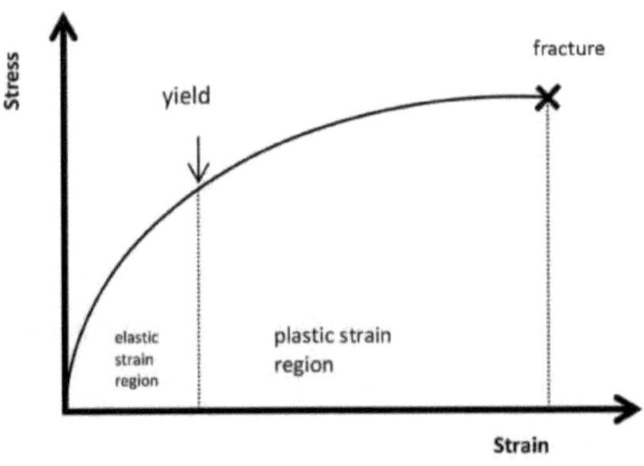

Figura 1. Curva tensão-deformação.

Cada força atuante é um vetor mensurável que tem um tamanho, uma direção e um ponto de aplicação. Existem basicamente três tipos de forças: tensão, compressão e cisalhamento

- de acordo com a sua direção e impacto no corpo. [2-4]

Os principais conceitos em biomecânica óssea são dois - tensão e deformação. A tensão é definida como a força por unidade de área e pode ser classificada como tensão, compressão ou cisalhamento, dependendo da direção da força aplicada. É medida em Pascal $1P = 1N.m^{-2}$.

A deformação reflecte a alteração do rácio do comprimento. Não tem a sua própria unidade de medida e é normalmente indicada em percentagem de deformação relativa. Por exemplo, se o material testado se esticou até 101% do seu comprimento original, então a deformação é de 0,01 unidades ou 1%. Dependendo da direção da força, a deformação do material ocorre devido a tensão, compressão ou cisalhamento.[5]

Curva tensão - deformação

A curva tensão-deformação fornece informações diretamente relacionadas com as propriedades materiais da amostra e não depende do seu tamanho e geometria. Quando o material ensaiado é um osso trabecular, abaixo da curva tensão-deformação (figura 1), formam-se uma região de elasticidade e uma região de deformação, cuja fronteira começa no ponto de elasticidade. O osso trabecular é uma estrutura celular constituída por um sistema ligado de trabéculas e lamelas. As trabéculas formam espaços abertos - células, e cada uma das lamelas fecha a célula, semelhante a uma parede.

Na região elástica, o comportamento do osso é linear-elástico à medida que as paredes celulares são dobradas ou comprimidas axialmente. Com uma tensão suficientemente elevada, as células começam a contrair-se como resultado da flexão elástica e da microfractura das paredes celulares. Na região de deformação, as alterações descritas estão a progredir a uma tensão relativamente constante até as paredes das células se encontrarem e tocarem. Quando isso acontece, a resistência à tensão aumenta, resultando na última parte mais acentuada da curva tensão-deformação.[6]

Qualidade e resistência óssea

O osso nunca é estático. É uma estrutura viva que reage e se adapta ao stress aplicado e tem a capacidade de se remodelar. Os ossos são constituídos por: matriz orgânica (20-40%), minerais inorgânicos (50-70%), elementos celulares (5-10%) e lípidos (3%).

As células do esqueleto estão continuamente a trabalhar para manter a sua remodelação. Assim, o esqueleto encontra-se num estado de equilíbrio dinâmico, tanto em termos da sua composição como da sua estrutura, e reage às forças mecânicas externas (ou à sua ausência) através de 7 alterações na arquitetura óssea.[7]

A resistência óssea depende de diferentes factores (figura 2), que determinam a qualidade do osso: - toda a morfologia do osso, determinada pela quantidade e distribuição do tecido ósseo;

- toda a composição do tecido ósseo, em função da proporção de hidroxiapatite, água, colagénio de tipo I e outras proteínas não colagénicas;
- as propriedades biofísicas destes componentes, como o grau e o tipo de reticulação do colagénio, as dimensões do cristal mineral e as suas 8 13

estrutura.[8-13]

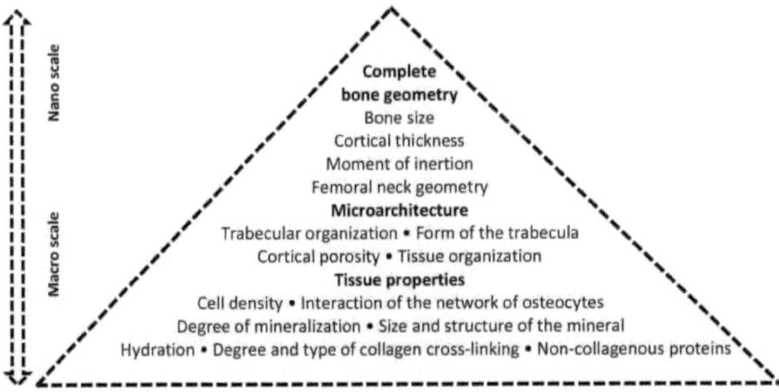

Figura 2. Determinantes da resistência e fragilidade óssea (segundo Fonseca et al., 2014).

Num sistema de dois componentes, como o osso, a fase mineral fornece a rigidez necessária e as fibras de colagénio - a sua plasticidade e capacidade de absorção de energia, ou seja, a sua força. A matriz óssea orgânica é constituída predominantemente por colagénio de tipo I e pequenas quantidades de colagénio de tipo III, V e X.[14]

As moléculas de colagénio (figura 3) estão dispostas na sequência cabeça-cauda em

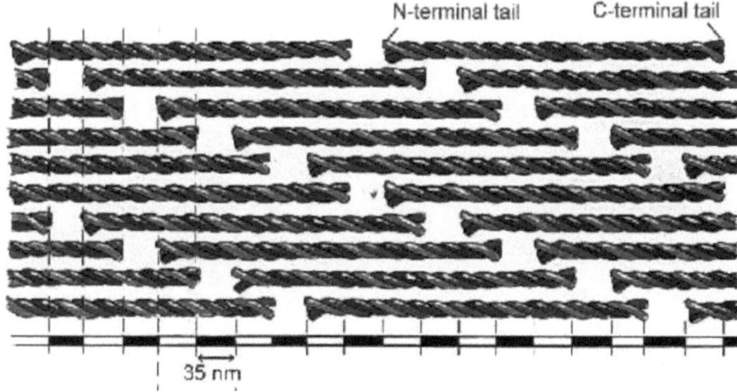

Figura 3. Disposição das moléculas de colagénio.

filas sobrepostas em que cada fila sucessiva é deslocada de ¼ do seu comprimento em relação à anterior, e assim cada 6ª fila repete a ordem da primeira. As fibras de colagénio são reforçadas adicionalmente por ligações cruzadas covalentes entre a lisina e a hidroxilisina.[15]

O "endurecimento" das fibrilas de colagénio é conseguido através da integração da fase mineral. [16]

O mineral ósseo predominante é a hidroxiapatite. Observa-se sob a forma de cristais em forma de agulha, placas ou bastões localizados nas lacunas das fibras de colagénio (figura 4-a).

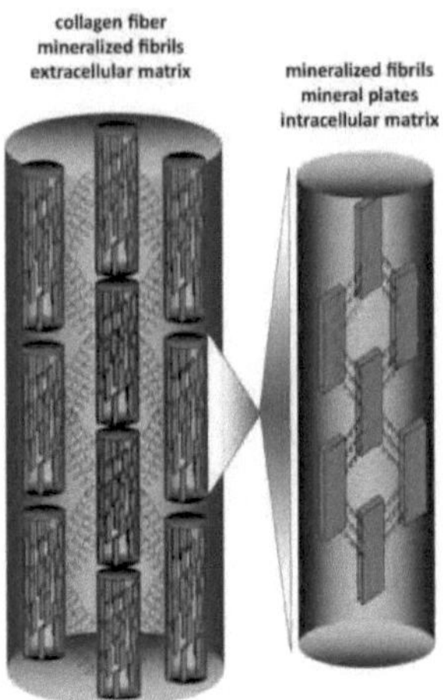

Figura 4-a. A fibra de colagénio contém fibrilhas mineralizadas. As fibrilhas mineralizadas contêm plaquetas minerais associadas a proteínas não colagénicas (padrões em espiral) que podem esticar e absorver a energia gerada após a carga. Isto ocorre através do rompimento das ligações estruturais em espiral, proporcionando assim um comprimento "oculto".

O mineral frágil proporciona rigidez, mas a energia da tensão deve ser absorvida, o que é conseguido pela deformação plástica do colagénio (figura 4-b). As proteínas não colagénicas, que representam 10% do componente orgânico, asseguram o comprimento "oculto" necessário, dissipando a energia através da rutura reversível das ligações em espiral.[17,18]

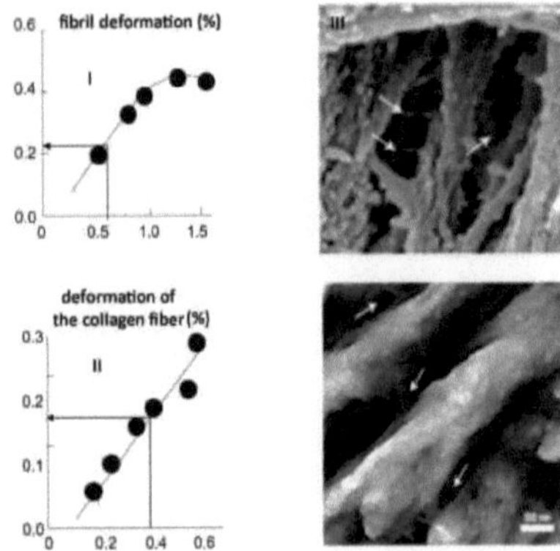

Figura 4-b. I - resistência da fibra de colagénio proporcionada pelas fibrilas. II- deformação das fibrilas minimizando a deformação mineral (Gupta et al., 2006). III- Foto de adesivos não semelhantes ao colagénio (Fantner at al., 2005).

O maior teor de minerais proporciona maior rigidez, mas reduz a capacidade do osso para se deformar e absorver energia (figura 5). De acordo com *Currey*, cada percentagem de aumento do conteúdo mineral aumenta a rigidez do osso 5 vezes, mas reduz a sua resistência à fratura 14 vezes.[19]

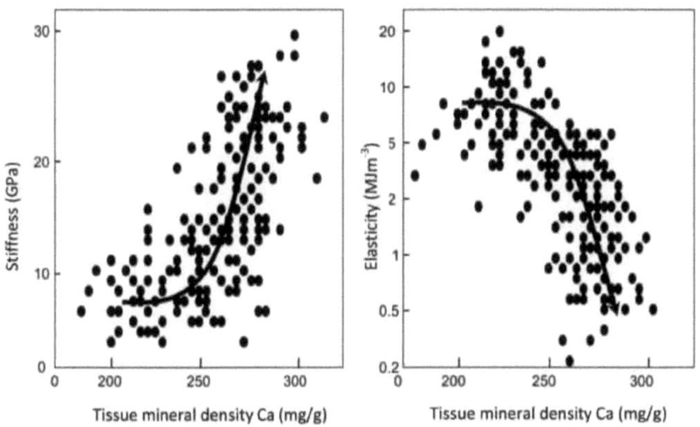

Figura 5. O aumento do conteúdo mineral dos tecidos está relacionado com o aumento da rigidez, mas também com uma diminuição da elasticidade (segundo Currey, 2002).

Uma experiência interessante, em apoio da afirmação anterior, foi realizada por *Kumasaka et al.* Dezasseis blocos de osso da primeira falange de 10 cavalos de corrida (7 de membros fracturados e 9 de membros não fracturados) foram examinados por tomografia computorizada periférica.

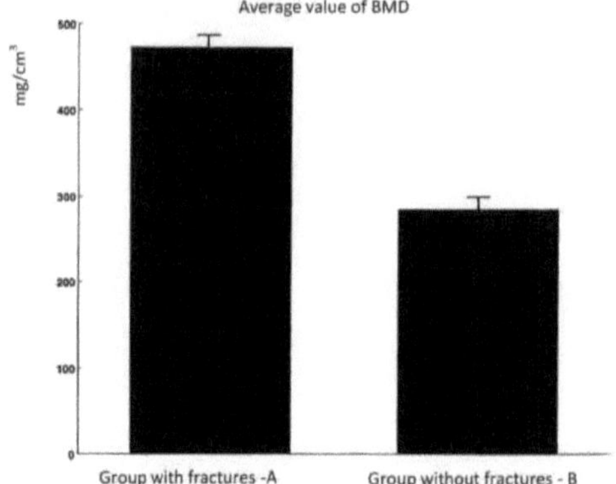

Figura 6. Valores médios da densidade mineral óssea no grupo com fratura (a) e no grupo sem fratura (b) (segundo Kumasaka et al., 2005).

A DMO média (figura 6) do grupo com fratura foi de 472,1 mg/cm^3 , significativamente mais elevada em comparação com o grupo sem fratura - 284,5mg/cm^3 ($p = 0,005$).[20]

Absorciometria de raios X de dupla energia

A compreensão das oportunidades da ecografia quantitativa no rastreio da osteoporose está invariavelmente relacionada com a absorciometria de raios X de dupla energia, que será brevemente discutida.

Quando um absorvente tridimensional, como o corpo humano, é examinado com raios X, podem ser obtidas imagens bidimensionais numa película fotográfica. O corpo humano não é um absorvente homogéneo, pelo que o fluxo de raios X de energia única não consegue diferenciar os tecidos individuais: tecido adiposo, massa muscular magra e tecido ósseo.

A quantidade de energia de raios X que é absorvida pelos tecidos é determinada pela lei de Lambert e é representada pela fórmula:

$$I = I\,o\,e^{-\mu x} \quad (1.1)$$

em que ***I*** é a intensidade dos raios X que saem dos tecidos; ***Io*** - a intensidade dos raios

X afectados pelos tecidos; x é a espessura dos tecidos e μ - coeficiente de atenuação da massa.[21]

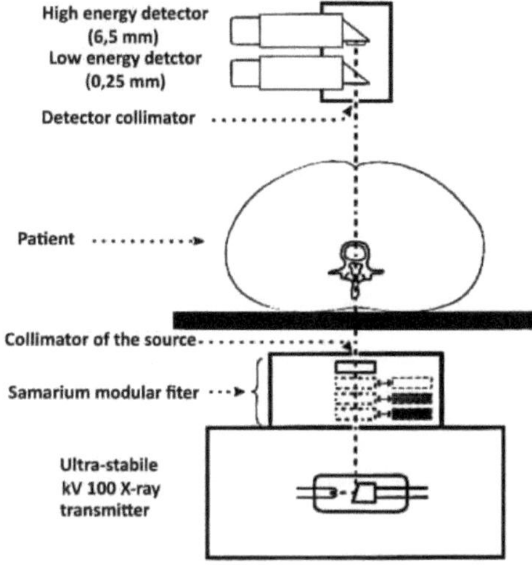

Figura 7. Diagrama esquemático de um aparelho de absorciometria de raios X de dupla energia.

A absorciometria de raios X de dupla energia (figura 7) baseia-se no facto de os diferentes tecidos terem um coeficiente de atenuação de massa diferente (µm), que diminui em graus variáveis com o aumento da energia dos raios X. Quando a energia dos raios X é baixa, o coeficiente de atenuação óssea dependente da massa (µb) é muito próximo do coeficiente de atenuação dos tecidos moles dependente da massa (µs). Quando a energia dos raios X é elevada, então µb correlaciona-se aproximadamente com µs, como se mostra na figura 8.

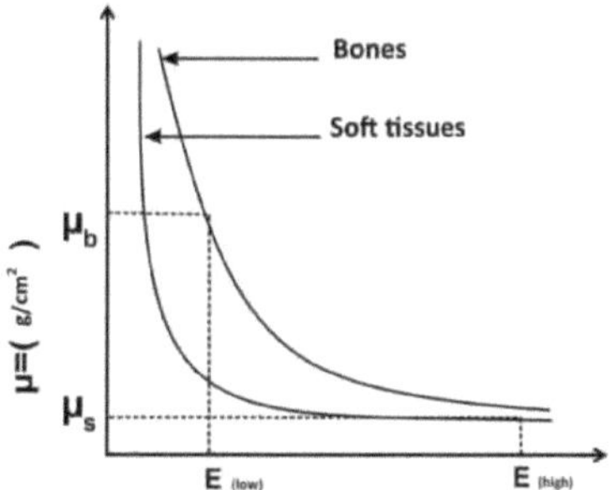

Figura 8. Coeficiente de atenuação da massa μ em correlação com a energia dos raios X. μb - coeficiente de atenuação óssea dependente da massa, μs - coeficiente de atenuação dos tecidos moles dependente da massa, E - energia dos raios X (segundo Karunanithi et al., 2007).

A absorciometria de raios X de dupla energia é um "padrão de ouro" no diagnóstico da osteoporose, porque este exame de raios X fornece provas do conteúdo de cálcio ósseo: conteúdo mineral ósseo e densidade mineral óssea (g/cm^2). A DXA não pode fornecer informações sobre a microarquitectura óssea e a elasticidade óssea, determinadas pelo conteúdo de proteínas de colagénio e não colagénio.[22]

Cefalu et al. resumiram os resultados dos ensaios clínicos e meta-análises efectuados entre 1990 e 2000. Os autores verificaram que a correlação entre a densidade mineral óssea e o risco de fratura era complexa e que a DMO era uma das numerosas variáveis responsáveis pela força óssea e pela redução do risco de fratura. As alterações no T-score como resultado da terapêutica da osteoporose não se correlacionaram linearmente com a redução do risco de fratura. A grande e acentuada redução do risco de fratura em doentes que tomam terapia anti-reabsortiva não correspondeu ao ligeiro aumento da densidade óssea medida.[23]

Referências

1. Currey, J.D. Bones. Structure and mechanics. Princeton University Press, New Jersey (2002); pp. 1-380.

2. Langton CM, Njeh CF. The physical measurement of bone. Bristol: Institute of Physics Publishing. (2004); pp. 131-133.

3. Lanyon L E, Baggott D G. Mechanical function as an influence on the structure and form of bone. J. Bone Joint Surg (1976); 58-B (4), 436 - 443.

4. Turner C H. Resistência óssea: Conceitos actuais. Ann. N. Y. Acad. Sci. (2006); 1068, 429 - 446.

5. Turner CH, Burr DB. Medições biomecânicas básicas do osso: um tutorial. Bone. (1993); 14 (4):595-608.

6. Gibson, L. J. The mechanical behaviour of cancellous bone (O comportamento

mecânico do osso esponjoso) J Biomech (1985); 18(5):317-328.

7. Behari, J. Biophysical bone behavior. John Wiley & Sons ,Asia (2009); pp. 1480.

8. Fonseca H, Moreira-Gonçalves D, Coriolano HJ, Duarte JA. Qualidade óssea: os determinantes da resistência e fragilidade óssea. Sports Med. (2014); 44(1):37-53.

9. Mc Creadie BR, Goulet RW, Feldkamp LA, et al. Hierarchical structure of bone and micro-computed tomography. Adv Exp Med Biol. (2001); 496:67-83.

10. Martin RM, Correa PH. Qualidade óssea e terapia da osteoporose. Arquivos brasileiros de endocrinologia e metabologia. (2010); 54(2):186-99.

11. Seeman E, Delmas PD. Bone quality-the material and structural basis of bone strength and fragility (Qualidade óssea - a base material e estrutural da força e fragilidade óssea). N Engl J Med. (2006); 354(21):2250-61.

12. Hernandez CJ, Keaveny TM. A biomechanical perspective on bone quality. Bone. (2006); 39(6):1173-81.

13. Bouxsein ML. Qualidade óssea: para onde vamos a partir daqui? Osteoporos Int. (2003); 14(Suppl 5):S118-27.

14. Holtrop, M E, King, G J. Clinical Orthopaedics & Related Research (1977); 177-196.

15. Deng HW, Liu Y. Tópicos actuais em biologia óssea. (2005); World Scientific; pp. 19-20.

16. Ottani V, Raspanti M, Ruggeri A. Estrutura do colagénio e implicações funcionais. (2001); Micron 32:251-260.

17. Fantner G, Hassenkam T, Kindt J H, Weaver J C, Birkedal H, Pechenik L, Cutroni JA, Cidade G C, Stucky G D, Morse D E, Hansma P K . As ligações de sacrifício e o comprimento oculto dissipam a energia à medida que as fibrilas mineralizadas se separam durante a fratura óssea. Nature Materials (2005); 4, 612 - 616.

18. Gupta H S, Seto J, Wagermier W, Zaslansky P, Boesecke P, Fratzl P. Cooperative deformation of mineral and collagen in bone at the nanoscale. Proc. Natl. Acad.

Science U. S. A. (2006); 103 (47), 17741 - 17746.

19. Currey, J.D. Bones. Structure and mechanics. Princeton University Press, New Jersey (2002); pp. 1-380.

20. Kumasaka S, Asa K, Kawamata R, Okada T, Miyake M, Kashima I. Relação entre a densidade mineral óssea e a rigidez óssea na fratura óssea Oral Radiol, (2005); 21:38-40.

21. Karunanithi R, Ganesan S, Panicker T, Korath MP,Jagadeesan K. Avaliação da densidade mineral óssea por DXA e da microarquitectura trabecular do calcâneo por análise de textura em mulheres pré e pós-menopáusicas na avaliação da osteoporose. J Med Phys (2007); 32:161-8.

22. Burston B, McNnally D S, Nicholson H D. Determinação de um local padrão para a medição da densidade mineral óssea do calcâneo humano J Anat. (1998); 193(Pt 3): 449-456.

23. Cefalu C A.Is bone mineral density predictive of fracture risk reduction? Curr Med Res Opin. (2004); 20(3):341-9.

Capítulo 2

Caracterização do osso por ultrassom

O ultrassom é uma onda mecânica. Quando a onda de ultra-sons se propaga no osso (através dos seus dois córtex e malha trabecular), a sua velocidade e amplitude são influenciadas pelo ambiente. *A velocidade dos ultra-sons* (SOS= velocidade do som) e *a atenuação dos ultra-sons de banda larga* (BUA) são termos que caracterizam o tecido ósseo.[1]

Velocidade da onda de ultrassom

A velocidade da onda de ultrassom que passa através de uma matéria depende das propriedades mecânicas do meio que são determinadas pelas ligações intermoleculares.

A relação da velocidade da onda de ultrassom com as propriedades mecânicas do meio é expressa pela seguinte equação:

$$V=\sqrt{E/\rho} \quad (1.2)$$

onde ρ é a densidade do meio e E é o módulo de Young, uma medida da resistência à deformação.[2]

A equação (1.2) descreve uma matéria estritamente anisotrópica, heterogénea e dispersa, à qual o osso também pertence. Isso indica por que razão o valor do tecido mole se situa no intervalo de 1500 ms^{-1} , ao contrário do osso cortical, onde o valor é de 3500 ms^{-1} . Para efeitos de comparação, para metais como o alumínio, o valor situa-se no intervalo de 8000 ms-1.

A velocidade da onda ultra-sónica também depende do tipo de propagação. *As ondas longitudinais* são o tipo mais comum de ondas ultra-sónicas utilizadas em investigações de tecidos.

Atenuação de ondas de ultrassom de banda larga

Na gama de frequências de 100 kHz a 1 MHz, que é a mais adequada para o ensaio de ossos, a atenuação é aproximadamente linearmente proporcional à frequência, como se segue:

$$\mu(f) = \alpha f \quad (1.3)$$

em que α é o declive da atenuação de frequência (dB MHz^{-1} cm^{-1}). Na prática clínica, isto é conhecido como atenuação ultra-sónica de banda larga (BUA) figura 9-b.

A atenuação da onda de ultra-sons de banda larga é medida através do registo das amplitudes das frequências dos impulsos ultra-sónicos num meio de referência (calibração). Neste caso, trata-se de água desgaseificada e através de uma amostra do material de ensaio, como se mostra na figura 9- a.

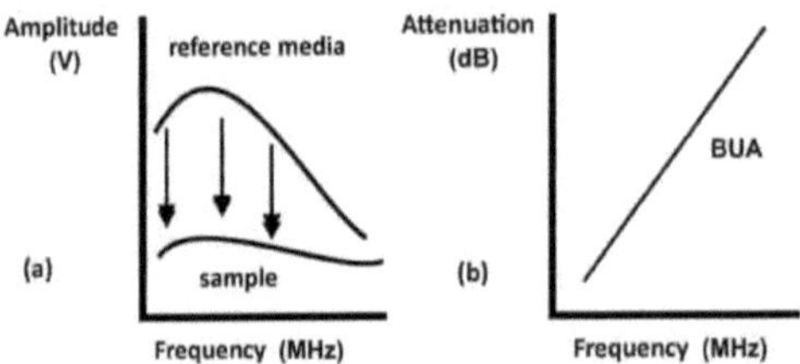

Figura 9. Apresentação da medição BUA (a), que descreve as medições da frequência sonora através do meio de referência (água) e da amostra de ensaio. Representação gráfica do resultado (b).

A atenuação (dB) de cada frequência (/) é calculada subtraindo a amplitude do material de ensaio à amplitude da água. O resultado também pode ser expresso graficamente (Figura 9-b) na gama de 200 KHz e 600 KHz. O declive desta curva é definido como um *índice BUA* com uma unidade de medida dB MHz^{-1} . Quando a curva analítica resultante é dividida pela largura do material medido, obtém-se um parâmetro de volume com uma unidade de medida dB MHz^{-1} cm^{-1} .

Medição clínica da velocidade da onda de ultrassom

Os métodos de ultrassom utilizados na densitometria óssea são principalmente técnicas transmissivas. O impulso ultrassónico entra no osso num ponto e é captado depois de percorrer toda a distância através dos tecidos (figura 10).

Figura 10. Imagem de uma onda de ultra-sons emitida por um cristal piezoelétrico a uma frequência de 1,25MHz (Guglielmi al., 2009).[3]

Esta técnica difere da imagiologia ultra-sónica convencional baseada na reflexão do impulso ultrassónico a partir de uma superfície entre os tecidos. Este regressa ao ponto de onde foi gerado (técnica de eco de pulso). A frequência utilizada na densitometria óssea (100 kHz a 1,5 MHz) é inferior à utilizada na ecografia de tecidos moles (2,5 MHz a 1,5 MHz). Esse pulso atravessa o osso com velocidade (SOS) e atenuação (BUA) mensuráveis. O bom contacto acústico entre os transdutores e a pele é de grande importância. Isto pode ser conseguido utilizando um gel ultrassónico ou mergulhando em água os dois transdutores e a área do corpo examinada.

Formatos de ondas de ultrassom

As ondas de ultra-sons (figura 11) podem ser descritas em termos do seu comprimento ao longo do tempo como: uma *onda ininterrupta*, que por definição é contínua durante um período de tempo relativamente infinito (fig. 11a); um *tipo de pacote de frequência de* onda que faz parte da onda contínua e representa uma série frequente e repetitiva de um certo número de comprimentos de onda (fig. 11b); um *impulso ultrassónico* que é uma secção de uma linha reta na área de frequência e que, depois de passar por certa matéria, adquire a forma representada na fig. 5c.[5]

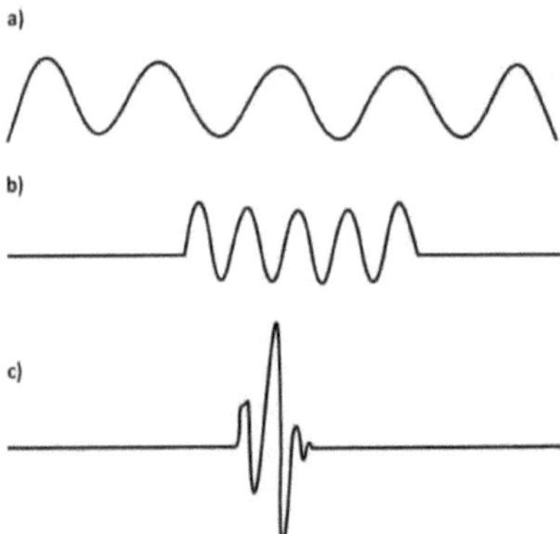

Figura 11. Onda de ultra-sons ao longo do seu eixo temporal: (a) ininterrupta, (b) tipo de pacote de frequência e (c) impulso ultrassónico passado através da amostra ensaiada

Métodos de medição da onda de ultrassom

A medição da velocidade dos ultra-sons clínicos pode ser efectuada através do *método pulso-eco* ou de um *método transmissivo*. O método pulso-eco utiliza um único transdutor para transmitir e receber o sinal (figura 12).

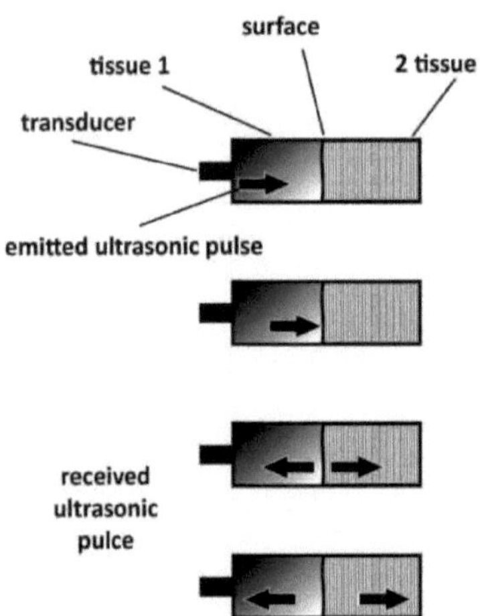

Figura 12. Uma técnica de eco de impulsos em que um único transdutor emite um impulso ultrassónico e depois recebe os impulsos ultra-sónicos reflectidos pelos tecidos.

O impulso ultrassónico gerado atravessa os tecidos; é refletido e recebido pelo mesmo transdutor.

Nas medições de pulso-eco, o tempo de propagação é aumentado 2 vezes porque a onda cai na zona de interesse e regressa ao transdutor. Os scanners ultra-sónicos para uso clínico assumem que todos os tecidos têm uma velocidade constante, mas isso pode levar a erros de medição ou ao aparecimento de artefactos na imagem resultante.

Com este método, a equação padrão para calcular a velocidade da onda sonora é:

Velocidade do impulso = Espessura do tecido medido / Tempo para atravessar o tecido, (1.4)

que pode ser convertido em

Espessura do tecido = Assume-se a velocidade exacta de passagem através do tecido x ***Tempo medido de passagem*** (1,5)

No método de transmissão, um transdutor é um transmissor e o outro é um recetor. Os dois transdutores podem estar localizados coaxialmente (figura 13-a) ou pseudo-reflexivos (figura 13-b).

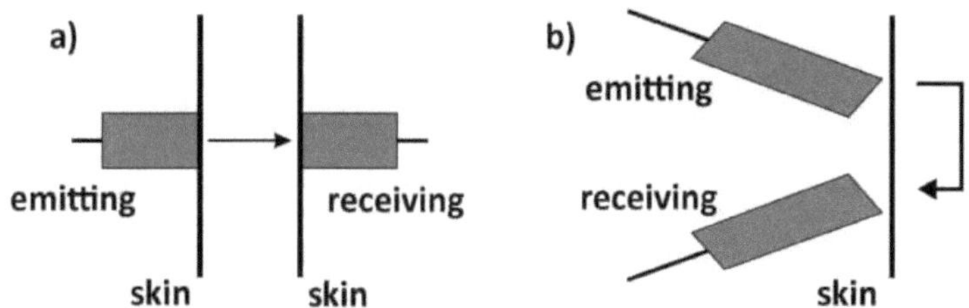

Figura 13. Técnica de transmissão na qual transdutores individuais são destinados a emitir e receber o pulso de ultrassom. Os transdutores podem estar localizados coaxialmente (a) ou pseudo-reflexivos (b).

O método de transmissão é preferido para o ensaio do tecido ósseo porque o tecido ósseo implica um elevado grau de atenuação da onda ultra-sónica.[6]

Regiões Anatómicas para Osteometria *in vivo* por Ultra-sons Quantitativos

A avaliação óssea por ultrassom quantitativo é feita em diferentes regiões do esqueleto:

- calcâneo;
- falanges dos dedos;
- tíbia;
- patela;
- raio

O calcâneo é o local preferido para os testes quantitativos por ultra-sons devido a várias razões. É constituído por 90% de osso trabecular que proporciona uma superfície de grande volume. O osso do calcanhar é uma zona onde ocorrem grandes alterações metabólicas, ao contrário dos 7

osso cortical, o que permite a deteção precoce de alterações no tecido ósseo.[7]

As caraterísticas anatómicas do osso do calcanhar são uma vantagem adicional para ser uma localização preferida para os testes de ultra-sons periféricos.

O calcâneo é coberto por tecidos moles com uma espessura de 5 a 10 mm. *Chappard* verificou que a largura do osso do calcanhar se situa no intervalo de 30,7 ± 2,7 mm e que a espessura dos tecidos moles é de 8,8 ± 1,7 mm medialmente e de 8,5 ± 1,5 mm lateralmente. Todas as medições foram efectuadas num estudo de ressonância magnética nuclear.[8]

A largura do calcâneo medida por *Wu* num estudo de raios X foi de 29,6 ± 2,9 mm.[9]

Outra caraterística anatómica que torna o calcâneo adequado para o exame de ultra-sons é a sua superfície medial-lateral plana e paralela entre si.

Wasnich e Black definiram o osso do calcanhar como a região ideal para o rastreio de rotina da densidade mineral óssea para fracturas osteoporóticas em mulheres pós-menopáusicas.[10]

O *Grupo Científico para a Prevenção e Tratamento da Osteoporose da OMS* define o calcâneo como o único local anatómico adequado para a osteometria por ultra-sons.[11]

A osteometria por ultrassom na região das falanges dos dedos, tíbia, patela e rádio, fornece valores que não podem ser usados para avaliação do estado ósseo em mulheres na pós-menopausa. Os aparelhos de ultrassom quantitativo que realizam medições nessas regiões não devem ser aplicados no rastreamento da osteoporose.

Métodos para calcular a velocidade da onda de ultrassom no teste do calcâneo

Três métodos diferentes para o cálculo da velocidade da onda ultra-sônica são utilizados no exame do osso do calcanhar. Eles se baseiam em: velocidade relacionada ao calcanhar (a onda atravessa o calcâneo e o tecido mole, figura 14-a), velocidade óssea (a onda atravessa apenas o calcâneo) e velocidade associada ao tempo de passagem da onda. Neste último método (figura 14-b), utilizam-se transdutores fixos e regista-se o tempo de passagem da onda num meio aquoso.[1]

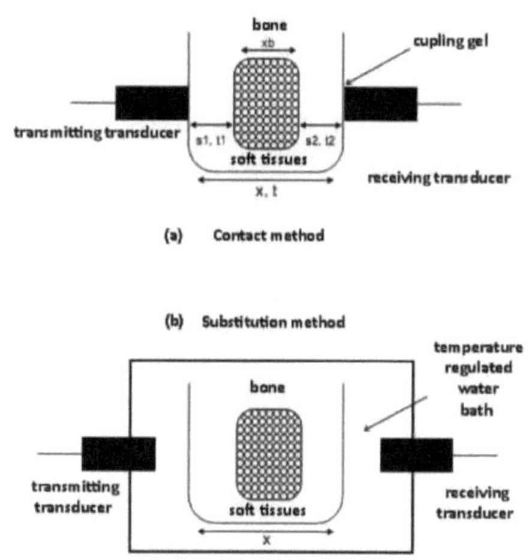

Figura 14. Apresentação esquemática dos métodos de medição por ultrassom na região do calcâneo. Método de contacto (a) e de substituição (b) (segundo Njeh et al., 1997).[13]

Seja x a espessura do calcanhar incluindo os tecidos moles (fig. 14), e xb - a espessura do calcâneo sem os tecidos moles que o cobrem, ***tx*** e ***tb*** são os tempos correspondentes para passar por ***x*** e ***xb***.

Sejam as espessuras dos tecidos moles ***s1*** e ***s2***, e o tempo de passagem do ultrassom através deles seja ***t1*** e ***t2***, respetivamente.

Então, a velocidade relativa ao calcanhar (a onda que passa pelo calcâneo e pelos tecidos moles, 2.5) e a velocidade óssea (a onda passa apenas pelo calcâneo, 2.6) podem ser expressas pelas seguintes fórmulas:

$$\text{Скорост на звука (пета)} = \frac{x}{t_x} \quad (1.6)$$

$$\text{Скорост на звука (петна кост)} = \frac{X_b}{t_b} = \frac{x-(s_1+s2)}{t_x-(t_1+t2)} \quad (1.7)$$

Os cálculos obtidos para a velocidade da onda ultra-sónica expressa nas fórmulas (1.6) e (1.7) apresentam pequenas diferenças nos valores, mas estão bem correlacionados entre si: r = 0,83 - 0,98.[14]

Quando os ultra-sons penetram no meio, parte da sua energia perde-se. A intensidade da onda plana (a onda composta por pequenas ondas paralelas) que se propaga na ***direção y*** diminui com a distância da seguinte forma

$$I_y = I_0 e^{-\mu(f)y} \quad (1.8)$$

em que μ**(J)** é o coeficiente de frequência **(J)** - dependente da intensidade de atenuação (dB/cm), ***I0*** é a intensidade incidente e ***Iy*** é a intensidade ao longo da distância ***y***.

Os factores de atenuação incluem a propagação do feixe (difração), a difusão e absorção e a mudança de modo.[15]

A atenuação do ultrassom no osso esponjoso é predominantemente por difusão, enquanto no osso cortical é principalmente devido à absorção.[16]

Tipos de dispositivos para exames de ultrassom do calcâneo

No final da década de 1980, aparelhos de ultrassom quantitativo (QUS) tornaram-se disponíveis para uso clínico (tabela 1).

Tabela 1. Dispositivos de ultrassom quantitativo, zonas de medição, meio de medição e valores dos parâmetros de ultrassom.

Sistema de ultra-sons	Zona anatómica	Método de acoplamento	Parâmetros	Precisão (CV)
Lunar Achiles+	Calcâneo	Água	BUA SOS(TOF) Rigidez	0.8 -2.5% 0.2-0.4% 1.0-2.0%
McCue	Calcâneo	Gel	BUA	1.5-4.0%
CUBA Clínica	Calcâneo		VOS	0.2-0.6%
Hologic Sahara	Calcâneo	Gel	BUA SOS QUI	0.8 -2.5% 0.2-0.4% 1.0-2.0%
DMS UBIS 3000	Calcâneo	Água	BUA SOS	0.8 -2.5% 0.2-0.4%
Osteómetro DTU-1	Calcâneo		BUA SOS	0.8 -2.5% 0.2-0.4%
IGEA	Falanges	Gel	Ad-SOS	0.3-0.9%
Myriad	Tíbia	Gel	SOS	0.2-1.0%

Estes aparelhos diferem significativamente no que respeita à *zona de medição*, ao método de acoplamento, à velocidade de determinação da onda sonora, ao tempo de medição e à conceção do aparelho. [17,18] É por isso que as medições efectuadas pelos vários aparelhos diferem substancialmente.

Os aparelhos de ultra-sons para o teste *in vivo* do calcâneo utilizam gel, meios aquosos ou o transdutor entra em contacto com uma superfície de pele seca.

O Ahilles Plus - GE, Lunar (figura 15-a) e o Ubis 5000 - DMS, Montpellier, França, (figura 15-b) utilizam um meio aquoso com temperatura regulada.

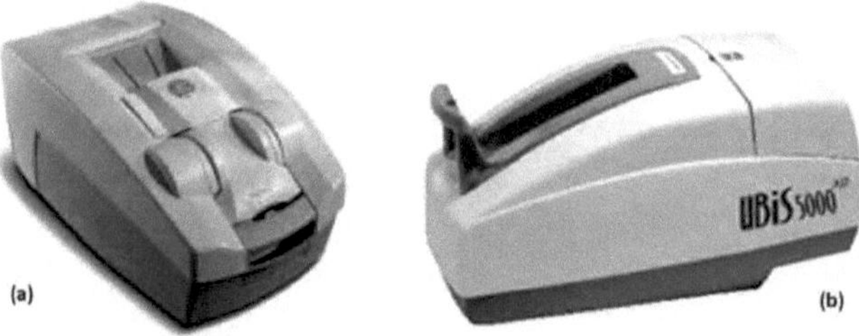

Figura 15. Dispositivos de ultra-sons para testes *in vivo* do calcâneo utilizando meios aquosos - Ahilles Plus (a), Ubis 5000 (b).

No Ahilles Plus, a temperatura do banho de água é de 37° C, enquanto que no UBIS 5000 - 32° C. É importante que a temperatura seja mantida dentro do intervalo especificado, uma vez que afecta a velocidade do som (SOS) e a atenuação do sinal de banda larga (BUA). Os transdutores de ambos os dispositivos são instalados coaxialmente, com uma distância fixa de 95 mm para o Ahilles Plus e de 100 mm para o Ubis 5000.

A maioria dos aparelhos de ultra-sons utiliza gel de acoplamento. Esses aparelhos são o AOS-100 (Aloca Co, Japão figura 16-a), Sahara (Hologic, EUA figura 16-b), CUBA Clinical (McCue PLC figura 16-c), Osteospace (Medilink, Montpellier Perols figura 16-d).

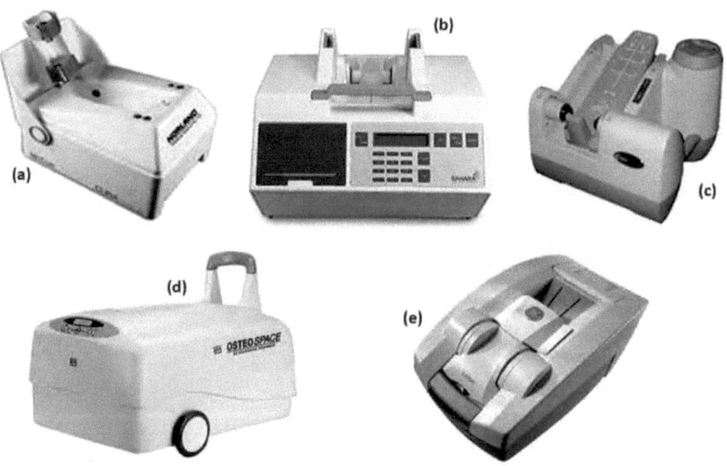

Figura 16. Dispositivos que utilizam tecnologia de medição a seco com gel de acoplamento ou não acoplamento: AOS-100 (a), Sahara (b), CUBA Clinical (c), Osteospace (d), Achilles InSight (e).

Existem também dispositivos em que os transdutores entram em contacto com a pele seca. O seu representante é o dispositivo Achilles InSight (GE Healthcare - Lunar, EUA, figura 16-e).

Nos dispositivos de acoplamento de gel, os transdutores deslocam-se e entram em contacto direto com a pele. A abordagem para mover os transdutores para o seu ponto de contacto com a pele do calcâneo varia entre os diferentes dispositivos. O movimento manual é utilizado com o AOS-100, o mecanismo de mola com o DBM-sonic e o motor elétrico com o CUBA Clinical, o Sahara e o QUS II.[20]

São utilizadas diferentes abordagens nos dispositivos de contacto direto para lidar com o problema da forma irregular do calcâneo. O CUBA Clinical (figura 16-c) e o Sahara (figura 16-b) utilizam almofadas de silicone macio para facilitar a adaptação à superfície do calcanhar. No AOS-100 (figura 16-a), os transdutores são revestidos de borracha para facilitar a adaptação à superfície do calcâneo.

Também estão disponíveis aparelhos de ultrassom para a obtenção de imagens do calcâneo. Estes incluem o Ubis 3000 e o Ubis 5000 (figura 15-b), o UltraSure DTUone (Osteometer MediTech, EUA) e o Achilles InSight (figura 16-e). Assim, o operador pode escolher a mesma região (região de interesse) ao efetuar mais do que um teste.

Nos estudos realizados com a *Sahara Hologic* por vários autores, os transdutores são descritos como transmissores e receptores.[18-20] Nesse método de investigação, o sinal de ultrassom entraria no calcâneo esquerdo e direito sempre através de superfícies corticais diferentes. Não foi encontrada qualquer informação sobre este assunto na literatura disponível e no manual de instruções do fabricante do dispositivo. Após um pedido ao *Departamento Técnico da Hologic*, foi recebida uma resposta que explicava que cada um dos transdutores do dispositivo Sahara desempenhava um papel de transmissor e de recetor.[21] Duas ondas ultra-sónicas foram emitidas e recebidas sequencialmente no estudo. O valor indicado pelo aparelho representava o *valor médio* obtido a partir das duas medições. Isto significa que o relevo anatómico das superfícies medial e lateral do calcâneo não afectou o resultado da medição.

Referências

1. Njeh CF, Boivin CM, Langton CM. O papel do ultrassom na avaliação da osteoporose: uma revisão. Osteoporos Int. (1997); 7(1):7-22.

2. Dor HJ. The physics of vibrations and waves. (1985); Chichester: Wiley.

3. Guglielmi G, Adams J, Link T M. Quantitative ultrasound in the assessment of skeletal status European Radiology August (2009); 19(8):1837-1848.

4. Farr FR, Allisy-Roberts PJ. Physics for medical imaging. (1997); Londres: WB Saunders.

5. Oliver F W J, Lozier D M. "Numerical methods", NIST Handbook of Mathematical Functions. (2010); Cambridge University Press.

6. Breazeale MA, Cantrell Jr JH, Heyman JS. Ultrasonic wave velocity and attenuation measurements, in Methods of Experimental Physics, Ultrasonics, Vol.19, editado por PD Edmonds (1981) Academic, New York.

7. Vogel J M, Wasnich RD, Ross P D. The clinical relevance of calcaneus bone

mineral measurements: a review. Bone Miner. (1998); 5:35-58.

8. Chappard C, Camus E, Lefebvre F, Guillot G, Bittoun J, Berger G, Laugier P. Avaliação de limites de erro na velocidade do som do calcâneo causados pelos tecidos moles circundantes. J Clin Densitom. (2000); 3(2):121-31.

9. Wu CY, Glüer CC, Jergas M, Bendavid E, Genant HK. O impacto do tamanho do osso na atenuação dos ultra-sons de banda larga. Bone. 1995; 16(1):137-41.

10. Wasnich R D, Ross P D, Heilbrun L K, Vogel JM. Seleção do local esquelético ideal para a previsão do risco de fratura. Clin Orthop Relat Res 1987; Mar;(216):262-9.

11. Grupo Científico da OMS para a Prevenção e Gestão da Osteoporose. Prevention and management of osteoporosis: report of a WHO scientific group (Prevenção e tratamento da osteoporose: relatório de um grupo científico da OMS). Série de relatórios técnicos da OMS (2000), 921 Genebra, Suíça: 55-56.

12. Njeh CF, Black DM (1999) Ultrassom quantitativo do calcâneo: acoplado à água. Martin Dunitz, Londres, Reino Unido. 109-124.

13. Miller CG, Herd RJM, Ramalingam T, Fogelman I Blake G M Medições da velocidade ultra-sónica através do calcâneo: que velocidade deve ser medida? Osteoporosis Int. (1993) 3:31-5.

14. Bamber JC, Tristam M Ultrassom diagnóstico. Em: Webb S, editor. The physics of medical imaging. (1988); Bristol: Adam Hilger.

15. Cheng S, Hans D, Genant HK. Ultrassom quantitativo do calcâneo: acoplado a gel. (1999); Martin Dunitz, Londres, Reino Unido.

16. Njeh CF, Hans D, Li J, Fan B, Furest T, He Z Q, Tsuda-Futami E, Lu Y, Wu C Y e Genat H K. Comparação de seis dispositivos de ultra-sons quantitativos do calcâneo: precisão e discriminação de fracturas da anca. Ostheoporisis. Int. 2000; 11(12) 1051-62.

17. Langton CM, Njeh CF. The physical measurement of bone. (2004); Bristol:

Institute of Physics Publishing, 448-452.

18. Sosa S, Saaverda M, Munoz-Torres M, Alegre J, Gomez C, Gonzalez-Macias J, Guanabens N, Hawkins F, Lozano C, Martinez M, Mosquera J, Perez-Cano R, Quesada M, Salas E, Grupo de Estudo GUIMO. Medidas quantitativas de ultrassom do calcâneo: dados normativos e precisão na população espanhola. Osteoporosis Int. (2002); 13: 487- 492.

19. Ikeda Y, Iki M. Controlo de precisão e variações sazonais na medição quantitativa do calcâneo por ultra-sons. J Bone Miner Metab. (2004); 22(6):588-93.

20. Magkos F, Manios Y, Babaroutsi E, Sidossis, L S. Diferenças contralaterais na ultrassonografia quantitativa do calcanhar: a importância do lado na prática clínica. Osteoporosis Int. (2005) 16: 879-886.

21. Minkov D. Carta para a Hologic Inc. Bedford, MA 01730, EUA. (2013)

Capítulo 3

Indicadores de ultrassom e resistência óssea

A avaliação não invasiva da resistência óssea tem sido um grande desafio devido à sua estrutura mecanicamente anisotrópica. Tem sido completamente lógica a utilização de ultra-sons nesta avaliação, que foi realizada pela primeira vez em 1949 por *Theismann e Pfandef.*[1]

A densidade óssea e o conteúdo mineral ósseo podem ser medidos pelos métodos não invasivos de raios-X: absorciometria de fotão único, absorciometria de fotão duplo, tomografia computorizada quantitativa e absorciometria de raios-X de dupla energia. No entanto, não é possível estudar por estes métodos as outras propriedades qualitativas do osso - a sua arquitetura trabecular, mineralização e organização estrutural.

A correlação dos parâmetros ultra-sónicos - atenuação ultra-sónica de banda larga (BUA) e velocidade do som (SOS) - com a resistência óssea foi o objetivo do estudo *de Bouxsein*, que examinou 26 extremidades inferiores de 16 cadáveres femininos e 10 masculinos com uma idade média de 81 + 12 anos.[5]

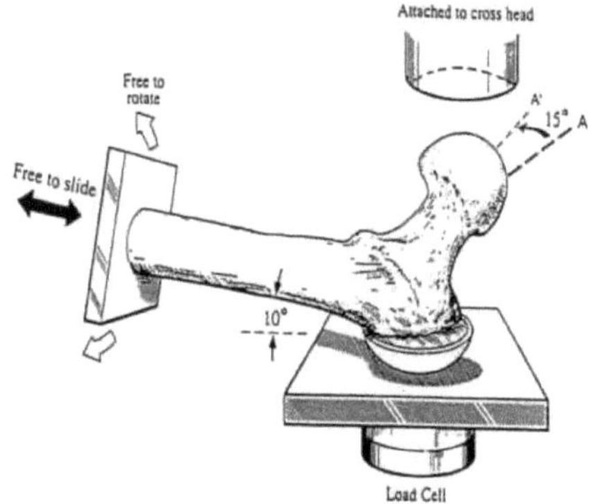

Figura 17. Esquema do teste do fémur proximal com carga simultânea simulando uma queda lateral com impacto no trocânter maior (Courtney et al., 1995).

A força femoral foi registada na carga máxima ou na força lesiva conseguida através da simulação de uma queda lateral com impacto no trocânter maior (figura 17).[6] Das 25 ancas testadas, verificou-se a ocorrência de fratura do colo do fémur em 10 delas, bem como de 10 fracturas na região intertrocantérica. Nas restantes 5 fracturas, não foi possível classificá-las como "fratura clinicamente apresentada".

A análise de regressão mostrou que a força lesiva aplicada ao fémur proximal estava intimamente relacionada com a densidade mineral óssea (DMO) do fémur (r 25 0,81; p = 0,001) e a densidade mineral óssea do calcâneo (r 25 0,78; p = 0,0001) com os valores de BUA (r 25 0,70) e SOS (r 25 0,67) medidos na região do calcanhar, com p = 0,0001 para ambos os valores.

A densidade mineral óssea do fémur proximal foi fortemente correlacionada com o BUA e o SOS do calcâneo (r 25 0,64-0,77, p = 0,0001), no entanto foi encontrada uma correlação média a fraca para os valores de SOS medidos na área tibial (r 25 0,18-0,22, p = 0,05).

Nicholson et al. realizaram um estudo da resistência óssea dos fémures proximais de 64 cadáveres (28 do sexo feminino, 36 do sexo masculino). O BUA e o SOS foram medidos na região do calcâneo por um sistema de ultra-sons de laboratório. A densidade mineral óssea foi medida por absorciometria de raios X de dupla energia na região do trocânter e na área do colo do fémur. A resistência óssea do fémur foi investigada através da simulação de uma queda sobre o trocânter maior. Os resultados revelaram uma correlação entre a força do fémur e a densidade mineral óssea medida ($r2 = 0,71$, 0,88 para a DMO do colo do fémur e a DMO do trocânter, respetivamente; $p < 0,05$). Foi encontrada uma forte correlação entre a resistência óssea e os parâmetros de ultrassom $r2 = 0,40 - 0,47$, pois não houve diferença significativa no valor preditivo de ambos os parâmetros BUA e SOS.[7]

Precisão do ultrassom quantitativo

A precisão da ecografia quantitativa representa a sua capacidade de avaliar independentemente as propriedades do esqueleto. A precisão é importante para o objetivo de diagnóstico da ecografia.

Ao contrário da ultrassonografia quantitativa, nas técnicas de densitometria óssea, a precisão foi geralmente assumida como a possibilidade de apresentar uma avaliação independente do conteúdo mineral ósseo. A absorciometria de raios X registou o conteúdo de cálcio, sendo o erro de precisão de 3% para o trocânter maior, 6,5% para o colo do fémur, 8% para a região intertrocantérica e 11 - 13% para o triângulo de Ward.

Os parâmetros de ultra-sons - a atenuação ultra-sónica de banda larga (BUA) e a velocidade do som (SOS) - foram afectados não só pelo conteúdo de cálcio, mas também por outras propriedades materiais e estruturais. As dimensões variáveis da largura do calcâneo, a arquitetura do osso, a espessura dos tecidos moles, o conteúdo da medula óssea e a temperatura corporal foram apresentados como componentes específicos do doente, levando a erros na precisão da investigação.[9-11]

A precisão dos testes quantitativos de ultra-sons depende destas propriedades, enquanto a identificação e a deteção de erros de precisão são essenciais para a prática clínica.[12]

Num estudo com 271 mulheres com idades compreendidas entre os 31 e os 97 anos (idade média 77 + 11), *Hans* verificou que os valores de BUA e SOS dependiam da largura do calcâneo e do peso corporal. Através de uma análise de regressão múltipla, o autor estabeleceu que a largura do calcâneo era um fator de previsão significativo para a SOS ($p = 0{,}0007$) e o peso corporal para a BUA ($p = 0{,}0001$).[9]

Kotzki et al. efectuaram um estudo que incluiu 334 mulheres adultas saudáveis com mais de 75 anos de idade. Os autores relataram uma correlação negativa entre os valores de SOS e a largura do calcâneo ($r = -0{,}27$; $P < 0{,}0001$), mas não encontraram uma correlação significativa entre os valores de BUA e a largura do calcâneo.[10]

A precisão da ecografia quantitativa do calcâneo e o impacto da temperatura ambiente foram o objetivo de um estudo realizado por *Ikeda e Iki* com o aparelho Sahara Hologic. O estudo incluiu cinco pacientes (três homens e duas mulheres, com idades entre 31 e 52 anos). Numa correspondência pessoal, o Dr. Ikeda especificou que o calcanhar direito de cada doente foi investigado neste estudo.[13]

Foram efectuadas três medições, 30, 60 e 120 minutos após o início da experiência, à temperatura ambiente de 25 +/- 2 graus C. A temperatura dérmica foi medida ao longo da superfície dorsal do pé. A velocidade do som (SOS) mostrou uma correlação inversa significativa com a temperatura dérmica (R = -0,64), enquanto que para a atenuação ultra-sónica de banda larga (BUA) essa correlação não foi estabelecida (R = 0,09). A temperatura dérmica no dorso do pé diminuiu lentamente e a SOS aumentou durante a experiência. Os valores de BUA diminuíram nos primeiros 60 minutos após o início da experiência e depois aumentaram ligeiramente. Os resultados do estudo justificam que os autores recomendem aos profissionais de saúde a realização de exames de ultra-sons em doentes que tenham estado pelo menos 60 minutos na sala de estudo.[14]

Outro estudo, revelando a importância da temperatura dérmica para a precisão do ultrassom, foi realizado por *Nicholson e Bouxsein*.[15] Este estudo foi efectuado em cadáveres in situ (todos os tecidos moles foram preservados), contrariamente ao estudo in vivo de *Ikeda e Iki*. O calcâneo de cinco cadáveres foi examinado a temperaturas entre 25° e 40° C e as medições foram efectuadas com incrementos de 5° C. Foi encontrada uma redução linear na velocidade do som com o aumento da temperatura com um coeficiente médio de temperatura de - 2,2 m/s/° C. Na atenuação ultra-sônica de banda larga, foi encontrado um aumento no coeficiente médio de calor de + 0,75 dB/MHz/° C. Os autores sugeriram que as diferenças medidas na velocidade do som eram devidas ao tecido adiposo na medula óssea e nos tecidos moles. De acordo com eles, as mudanças relatadas no BUA foram resultado das maiores perdas dentro do osso trabecular devido ao aumento da impedância acústica entre as trabéculas e a gordura na medula óssea em altas temperaturas. Resumindo os seus resultados e tendo em conta os valores dos coeficientes de temperatura, os autores assumiram que as imprecisões relacionadas com a temperatura nas medições quantitativas do calcâneo por ultra-sons não eram essenciais. Sugeriram também que, no acompanhamento de pacientes com QUS, as correlações encontradas por eles seriam de maior importância.

Paggiosi et al. realizaram um estudo do densitómetro ósseo Achilles Plus para determinar a influência da temperatura ambiente no fantoma de fábrica. Os dados obtidos a partir do estudo do fantoma de fábrica do dispositivo à temperatura ambiente e os dados obtidos a partir do estudo de dois conjuntos diferentes de fantomas de Leeds foram comparados com os de um estudo *in vivo* de sete voluntários jovens e saudáveis. Numa correspondência pessoal com a *Dra. Margaret Paggiosi*, foi esclarecido que os parâmetros ultra-sónicos do calcâneo direito de todos os voluntários foram medidos no estudo.[16]

A investigação revelou alterações sazonais óbvias nas medições do fantoma, mas não foram encontradas alterações nas medições *in vivo*. Isto permitiu aos autores assumir que o controlo de qualidade dos testes de ultra-sons realizados por fantoma não podia garantir a aplicação do método para monitorizar as alterações no estado do esqueleto.[17]

O estudo *de Paggiosi* não confirmou a influência da temperatura sazonal nos valores quantitativos de ultrassom dos pacientes testados, em contraste com a pesquisa de *Ikeda* e *Iki*. Ambos os estudos foram efectuados com aparelhos de estrutura diferente. *Paggiosi* et al. utilizaram o Achilles Plus com transdutores fixos e banho-maria a 37° C, enquanto *Ikeda e Iki* utilizaram o Sahara Hologic com transdutores movidos electromecanicamente e um gel de acoplamento.

Diferenças entre os parâmetros de ultrassom de ambos os membros

As diferenças entre os parâmetros de ultrassom de ambos os membros foram discutidas em pesquisas onde foi realizado um teste bilateral do calcâneo.

Magkos et al. efectuaram um teste bilateral a 818 mulheres e 382 homens de quatro distritos do Sul e do Nordeste da Grécia. Os participantes foram divididos em três grupos: crianças (10-15 anos de idade, n = 406), adultos (26-33 anos de idade, n = 339) e idosos (60-75 anos de idade, n = 455). O exame ultrassonográfico do calcâneo foi realizado com o aparelho Sahara Hologic, pois ambos os ossos do calcanhar foram testados duas vezes e foram encontradas diferenças contralaterais significativas nas taxas de BUA (1,326 + 12,709 dB/MHz; IC = 0,359, 2,114; p = 0,001) e SOS (- 1,195 + 15,968 m/s; IC = - 2,184, - 0,205; p = 0,018). O mesmo não se verificou para o QUI (0,009 _ 10,899%; IC = - 0,669, 0,686; p=0,980) ou para a eBMD (0,002 + 0,072 g/cm2; IC = - 0,002, 0,006; p=0,345).[18]

As diferenças nos parâmetros de ultrassom entre ambos os ossos do calcanhar variaram com a idade e o sexo. O maior desvio padrão dos parâmetros de ultrassom para ambos os ossos do calcanhar foi encontrado em crianças: (n=406) para BUA (dB/Mhz) 0,568 + 14,776; SOS (m/s) - 1,192 + 16,534; QUI (%) - 0,228 + 11,800; eBMD (g/cm^2) - 0,0009 + 0,0746. O desvio padrão mais baixo foi registado no grupo de adultos (n = 455), onde os valores reportados foram os seguintes: BUA (dB/Mhz) 1,550 + 10,809; SOS (m/s) 0,178 + 15,767; QUI (%) 0,697 + 10,184; eBMD (g/cm^2) 0,0042 + 0,0658.

No estudo de *Magkos* foram examinados probandos com crescimento ósseo inacabado (n = 406).

Sabe-se que o calcâneo ossifica por volta dos 5th meses. A Physis assegurou o alongamento do osso para trás. O centro secundário de ossificação aparece entre os 6th e os 10th anos de idade.[19]

As linhas dos aparelhos utilizados neste estudo estavam demasiado próximas da zona de crescimento. Esta zona era caracterizada por um metabolismo intenso que era a causa provável das diferenças contralaterais registadas.

A falta de correlação entre os parâmetros de ultrassom e a força óssea em crianças foi encontrada por *Kutilek e Bayer*, que realizaram uma investigação do calcâneo em 11 crianças, com idades entre 9,8 ± 3,5 anos, com osteogênese imperfeita. O estudo foi realizado com o Cuba Clinical (McCue Ultrasonics, UK), tendo sido medida a velocidade do som (VOS) e a atenuação ultra-sónica de banda larga (BUA). Os autores não encontraram uma correlação entre o número de fracturas pré-existentes e a VOS ou a BUA (r = 0,02, r = 0,017, r = - 0,13, r = 0,015, respetivamente).[20]

Utilizando um T-score baseado na densidade óssea calculada do calcanhar direito no estudo de *Magkos et al.*, 60,9% dos participantes foram identificados como saudáveis, 37,1% como osteopénicos e 2,0% como osteoporóticos. Respetivamente, os valores do T-score para o calcanhar esquerdo agruparam-nos da seguinte forma: 60,2% - saudáveis, 37,0% - osteopénicos e 2,8% - osteoporóticos. A classificação dos indivíduos de acordo com o T-score foi semelhante para ambas as regiões testadas (χ^2 = 1,781, df = 2, P = 0,410).

Esta conclusão apoiou o benefício do teste bilateral para melhorar a precisão do método quantitativo de ultra-sons.

Drysdale et al. realizaram um estudo bilateral de 1412 mulheres com idades compreendidas entre os 20 e os 80 anos, com um dispositivo McCue Cubaclinical II, que mediu a atenuação ultra-sónica de banda larga. Os participantes foram divididos em quatro grupos por raças: Caucasianos, Indo-Asiáticos, Afro-Caribenhos e Chineses.[21] O teste t (p < 0,0001) revelou diferenças significativas entre o membro dominante e o não dominante, mas os autores não detectaram diferenças nos parâmetros relatados por grupos etários (tabela 2).

Tabela 2. Diferenças bilaterais absolutas entre as taxas mais baixas e as mais altas, *teste t*, valor *p* (segundo Drysdale et al., 2001).

		Valor p	
Idade em anos	n	Não dominante/ dominante	Esquerda/direita
20-29	131	0.15	0.13
30-39	200	0.015	0.0004
40-49	321	0.02	0.064
50-59	345	0.036	0.02
60-69	285	0.003	0.012
70-80	130	0.17	0.45
Total	1412	< 0.0001	< 0.0001

Plujm et al. realizaram um estudo prospetivo de um ano para estabelecer o papel preditivo da medição quantitativa de ultra-sons para fracturas osteoporóticas em adultos. O estudo incluiu 710 participantes (132 homens e 578 mulheres) com mais de 70 anos de idade (idade média ± DP: 82,8 ± 5,9) que viviam em sete lares de idosos. O estudo foi realizado com a CUBA Clinical Unit (McCue Ultrasonic, Winchester,

Reino Unido), uma vez que foram efectuadas quatro medições, duas para cada membro, e os valores BUA e SOS foram calculados com base nestas quatro medições.[22]

O valor médio populacional (n = 710) encontrado para BUA foi de 60,8 (DP ± 20,6) e para SOS de 1468,6 (DP ± 34,3). As fracturas na região do maciço trocantérico e colo do fémur foram 31, sendo 27 em mulheres e 4 em homens (n = 30). Os autores verificaram que a *redução do BUA em 1 DP aumentava duas vezes o risco de fracturas trocantéricas e do colo do fémur* (RR 2,3; IC 95%, 1,4-3,7) e aumentava o risco de outras fracturas em 60% (RR 1,6; IC 95%, 1,2-2,1). A correlação entre o SOS e os valores das fracturas foi ligeiramente inferior: qualquer redução de 1 DP resultou num aumento do risco de fracturas trocantéricas e do colo do fémur em 60% (RR 1,6; IC 95%, 1,1-2,3), e para as outras fracturas, respetivamente, em 30% (RR 1,3; IC 95%, 1,0-1,6).

Os valores de BUA e SOS em mulheres de língua espanhola na faixa etária de 70 anos (n = 183) foram relatados num estudo de *Sosa* et al. realizado durante o teste do calcâneo direito: BUA 61,0 (SD ± 17,5) SOS 1521,9 (SD ± 30,2). o estudo foi efectuado com o aparelho Sahara Hologic.[23]

Os valores de BUA e SOS não diferiram significativamente dos relatados no estudo de *Pluijm* - BUA 60,8 (DP ± 20,6) e para SOS 1468,6 (DP ± 34,3).

Indicadores antropométricos e precisão

Kotzki et al. relataram uma ausência de correlação entre o indicador antropométrico - largura óssea e os parâmetros ultra-sonográficos. Num estudo que envolveu 334 mulheres saudáveis com idades compreendidas entre os 75 e os 94 anos (80 ± 4), foi encontrada uma correlação negativa entre os valores de SOS e a largura do calcâneo (r = -0,27; P <0,0001), mas os autores não estabeleceram um efeito significativo da espessura da gordura no valor de BUA e não relataram uma correlação significativa entre os valores de BUA e a largura do calcâneo.[24]

A precisão do estudo foi afetada pela presença de edema na região do jarrete. Este facto foi constatado por *Johansen* num estudo com 18 pessoas de 81 anos ou mais. As medições efectuadas com o edema presente foram comparadas com as efectuadas após a sua cura. O edema provocou uma redução da velocidade do som de 23,9 m/s (VOS) 25 e de 5,5 dB/MHz da atenuação ultra-sónica de banda larga (BUA).[25]

A correlação entre o comprimento do pé e a densidade mineral óssea tinha sido o objetivo de um estudo realizado por *Minkov e Rossmanov*. Como resultado, foi encontrada uma baixa correlação entre o comprimento do pé medido ao longo do segundo grupo de pés e a densidade mineral óssea calculada com coeficientes de correlação para o pé esquerdo de 0,079 e para o pé direito, respetivamente 0,049.[26]

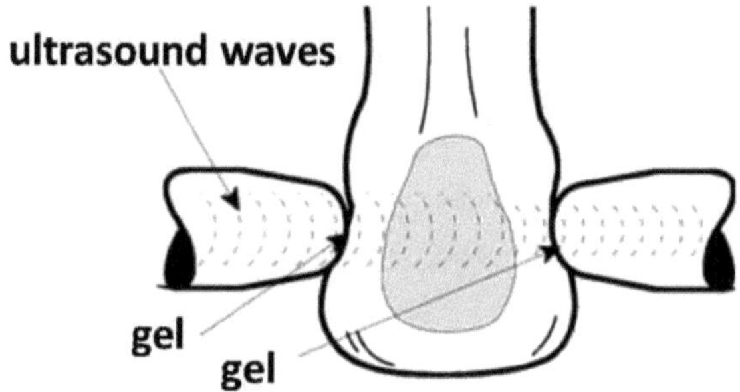

Figura 18. Imagem da posição do calcâneo na almofada do aparelho. Em caso de diferenças no comprimento do pé e, respetivamente, no tamanho do calcâneo, a zona anatómica através da qual a onda de ultra-sons entra é alterada.

Com o Sahara Hologic, o posicionamento do pé na almofada do dispositivo (figura 18) foi o mesmo para todos os participantes testados, independentemente do comprimento do pé. Os transdutores posicionados coaxialmente entraram em contacto axial com o calcanhar durante o seu movimento mecânico. Não foi dada a possibilidade de alterar a sua posição na direção crânio-caudal.

Kolthoff et al. realizaram um teste ao calcâneo com o dispositivo Achilles e encontraram diferenças contralaterais nos valores registados do índice de rigidez em controlos saudáveis (6,3%) e em doentes com próteses da anca (8,0%). Os autores sugeriram que ambos os ossos do calcanhar fossem examinados.[27]

A determinação de um local padrão para o teste de densidade mineral óssea do calcâneo foi o objetivo de um estudo realizado por *Burston et al.*[28]

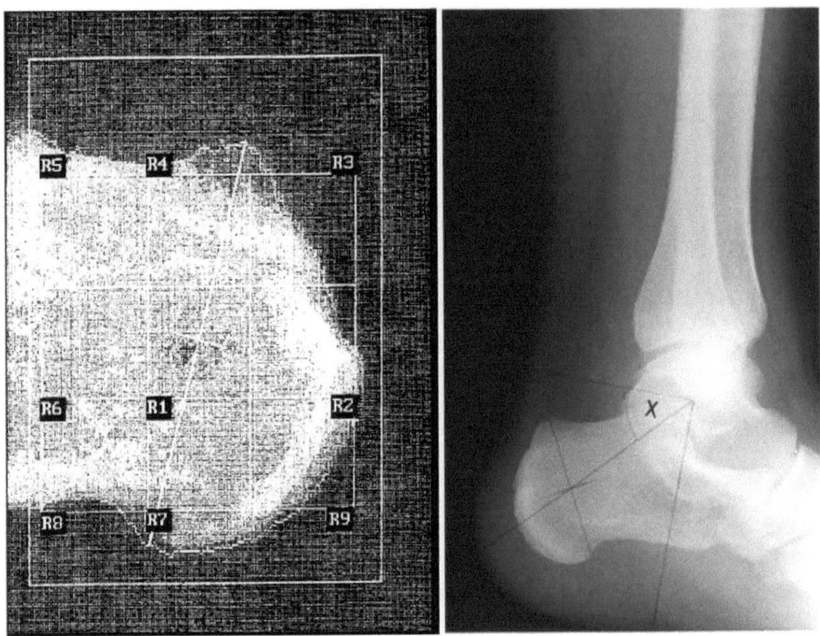

Figura 19. Determinação de uma região de interesse. (a) Divisão esquemática do calcâneo em 9 regiões R1-R9. (b) Roentgenografia de um osso do calcanhar de um cadáver mostrando o centro da região 1 (R1) e o ângulo X = 45º (Burston et al., 1998).

Os autores dividiram o calcâneo em nove regiões (figura 19-a) e verificaram que a densidade mineral óssea medida na região R1 foi a mais representativa em valor. O coeficiente de variação do BUA na região 1 foi de 2,9% (n = 10). A localização anatómica da região R1 foi descrita como a superfície medial e lateral do osso do calcanhar. O centro da região R1 estava a 36-50 mm lateralmente do ápice do maléolo lateral. Essa distância era igual a 5/9 da linha construída a 45° em direção à linha vertical do ápice do maléolo até a extremidade do calcâneo. As construções dos autores foram apresentadas na figura 19-b.

Damilakis et al. efectuaram um estudo do calcâneo utilizando o dispositivo Ubis 3000. Foram testadas três regiões de interesse, apresentadas na figura 20.

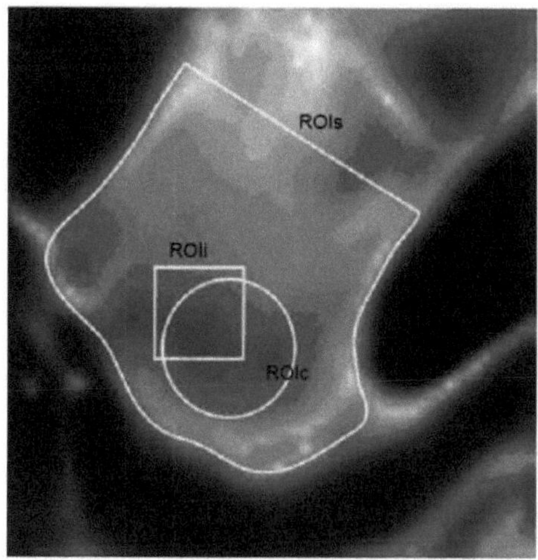

Figura 20. Três regiões de interesse diferentes no calcâneo - ROIc, ROIi e ROIs (Damilakis et al., 2001).

As doentes incluídas no estudo (265 mulheres pós-menopáusicas com 58,2 ±

9.2) foram testados por DXA para determinação da densidade óssea. A melhor correlação encontrada foi entre a DMO do colo do fémur e a BUA medida na ROIc.[29]

A partir da imagem apresentada, é possível verificar que a região ROIc coincide anatomicamente com a região R1 estabelecida por *Burston et al.* (figura 19-a).

Referências

1. Theismann C M, Pfandef F. Über die durchlassigkeit des knochens für ultrashall. Strahentherapie (1949); 80:607-610.

2. Glüer C C, Wu C Y, Genant H K. Os sinais de atenuação de ultra-sons de banda larga dependem da orientação trabecular: um estudo in vitro. Osteoporos Int. (1993); 3(4):185-91.

3. Turner C H, Eich M. Ultrasonic velocity as a predictor of strength in bovine cancellous bone. Calcif Tissue Int (1991); 49(2):116-119.

4. Takano Y, Turner C H, Burr D B. A anisotropia mineral em tecidos mineralizados é semelhante entre espécies e o crescimento mineral ocorre independentemente da

orientação do colagénio em ratos: resultados de medições de velocidade acústica. J Bone Miner Res. (1996); 11(9):1292-301.

5. Bouxsein M L, Coan B S, Lee S C. Prediction of the strength of the elderly proximal femur by bone mineral densityand quantitative ultrasound measurements of the heel and tibia Bone (1999); 25(1):49-54.

6. Courtney AC, Wachtel EF, Myers ER, Hayes W C.Age-related reductions in the strength of the femur tested in a fall-loading configuration. J Bone Joint Surg Am. (1995); 77(3):387-95.

7. Nicholson P, Lowet G, Cheng X, Boonen S, Perre G, Dequeker J. Avaliação da resistência do fémur proximal in vitro: relação com as medições ultra-sónicas do calcâneo. Bone (1997); 20: 219-224.

8. Svendsen O L, Hassager C, Sk0dt V, Christiansen C. Impact of soft tissue on in vivo accuracy of bone mineral measurements in the spine, hip, and forearm: a human cadaver study. J Bone Miner Res. (1995); 10(6):868-73.

9. Hans D, Schott A M, Arlot M E, Sornay E, Delmas PD, Meunier PJ Influence of anthropometric parameters on ultrasound measurements of Os calcis. Osteoporos Int. (1995); 5(5):371-6.

10. Kotzki PO, Buyck D, Hans D, Thomas E, Bonnel F, Favier F, Meunier PJ, Rossi M. Influência da gordura nas medições de ultrassom do os calcis. Calcif Tissue Int. (1994); 54(2):91-5.

11. Miller CG, Herd RJM, Ramalingam T, Fogelman I Blake G M Medições da velocidade ultra-sónica através do calcâneo: que velocidade deve ser medida? Osteoporosis Int. (1993); 3:31-5.

12. Glüer C C. Quantitative ultrasound techniques for the assessment of osteoporosis: expert agreement on current status. O Grupo de Consenso Internacional de Ultrassom Quantitativo. J Bone Miner Res. (1997); 12(8):1280-8.

13. Minkov D. Carta a Yukihiro Ikeda. (2013)

14. Ikeda Y, Iki M. Controlo de precisão e variações sazonais na medição quantitativa do calcâneo por ultra-sons. J Bone Miner Metab. (2004); 22(6):588-93.

15. Nicholson PH, Bouxsein ML. Efeito da temperatura nas propriedades ultra-sónicas do calcâneo in situ. Osteoporos Int. (2002); 13(11):888-92.

16. Minkov D. Carta a Margaret Paggosi. (2013)

17. Paggiosi MA, Blumsohn A, Barkmann R, Eastell R. Efeito da temperatura na variabilidade longitudinal das variáveis quantitativas do ultrassom. J Clin Densitom. (2005); 8(4):436-44.

18. Magkos F, Manios Y, Babaroutsi E, Sidossis LS. Medidas quantitativas do calcâneo por ultrassom: dados normativos para a população grega. Osteoporos Int. (2005); 16(3):280-8.

19. Takov E., Novkov H. Fracturas em crianças. Ciela, (2002); 755-764.

20. Kutilek S, Bayer M. Quantitative ultrasonometry of the calcaneus in children with osteogenesis imperfecta (Ultrassonografia quantitativa do calcâneo em crianças com osteogénese imperfeita). J Paediatr Child Health. (2010); 46(10):592-4.

21. Drysdale IP, Hinkley HJ, Walters NJ, Shale ML, Bird D. Variação bilateral na atenuação de ultra-sons de banda larga do calcâneo: parte I. J Clin Densitom. primavera (2001); 4(1):37-42.

22. Pluijm S M, Graafmans W C, Bouter L M, Lips P. Ultrasound measurements for the prediction of osteoporotic fractures in elderly people. Osteoporos Int. (1999); 9(6):550-6.

23. Sosa S, Saaverda M, Munoz-Torres M, Alegre J, Gomez C, Gonzalez-Macias J, Guanabens N, Hawkins F, Lozano C, Martinez M, Mosquera J, Perez-Cano R, Quesada M, Salas E, Grupo de Estudo GUIMO. Medidas quantitativas de ultrassom do calcâneo: dados normativos e precisão na população espanhola. Osteoporosis Int. (2002); 13:487- 492.

24. Kotzki PO, Buyck D, Hans D, Thomas E, Bonnel F, Favier F, Meunier PJ, Rossi

M. Influência da gordura nas medições de ultrassom do os calcis. Calcif Tissue Int. (1994); 54(2):91-5.

25. Johansen A,Stone M D. The effect of ankle edema on bone ultrasound assessment of the heel.Osteoporos Int. (1997); 7:44-7.

26. Minkov D, Rossmanov V. Exame bilateral de manchas ósseas com ultrassom quantitativo ou dois é mais do que um. Ortopedia e Traumatologia. (2009); (1): 18-24.

27. Kolthoff N, Eiken P, Barenholdt O, Nielsen SRMedidas de ultrassom do osso calcâneo. Diferenças laterais e previsão da densidade óssea em 39 pessoas. Ata Orthop Scand. (1995); 66(3):278-82.

28. Burston B, McNnally D S, Nicholson H D. Determinação de um local padrão para a medição da densidade mineral óssea do calcâneo humano J Anat. (1998); 193(Pt 3): 449-456.

29. Damilakis J, Papadakis A, Perisinakis K, Gourtsoyiannis N. Imagens de atenuação por ultra-sons de banda larga: influência da localização da região de medição. Eur Radiol. (2001); 11(7):1117-22.

Capítulo 4

Pontuação T

A transformação linear da densidade óssea foi determinada como T-score. Foi definida por *R. Neer e T. Kelly* e foi baptizada com o primeiro nome *do* Dr. *Thomas Kelly*. A pontuação T foi calculada dividindo o valor da diferença entre a densidade mineral óssea (DMO) medida e a densidade mineral óssea da população jovem saudável (DMOy) pelo valor do desvio padrão da população jovem saudável (DPy):

Pontuação T = (BMD - BMDy) / SDy (1.10.)

O Grupo Científico da Organização Mundial de Saúde (OMS) utilizou o T-score como base da sua definição de osteoporose: "doença esquelética progressiva caracterizada por baixa massa óssea e lesões microarquitectónicas do tecido ósseo com consequente aumento da fragilidade óssea e suscetibilidade a fracturas". [1]

Com base na pontuação T, a OMS definiu as seguintes categorias:

1. *Densidade óssea normal:* DMO não superior a 1 desvio-padrão abaixo do padrão para uma população jovem e saudável (T-score > -1,0).

2. *Baixa massa óssea (osteopenia):* DMO entre 1 e 2,5 desvios-padrão abaixo do padrão para a população jovem saudável (-1,0<T-score> -2,5).

3. *Osteoporose:* DMO de 2,5 ou mais desvios-padrão abaixo do padrão para a população jovem saudável (T-score ≤ -2,5).

4. *Osteoporose grave:* DMO de 2,5 ou mais desvios-padrão abaixo do padrão para a população jovem saudável e a presença de uma ou mais fracturas ocorridas por trauma menor (T-score ≤ -2,5).

O T-score serviu para determinar o nível de risco de fratura - alto, moderado e baixo (figura 21).

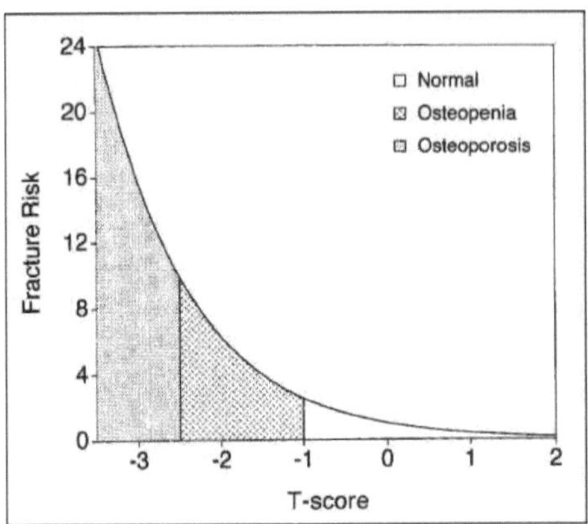

Figura 21. Gradiente de Risco de Fratura vs. T-score. Nesta figura, a redução do T-score em 1 unidade aumenta o risco de fratura 2,5 vezes (Fogelman a. Blake, 2000).

Com base no T-score, a ecografia quantitativa identificou 68% dos doentes com osteoporose (suscetibilidade) e cerca de 70% das mulheres sem osteoporose (especificidade).[2]

Em 2007, a Sociedade Internacional de Densitometria Clínica (ISCD) publicou a sua posição oficial sobre a utilização de ultra-sons quantitativos em testes de osteoporose. De acordo com essa posição, os dispositivos QUS que medem o calcâneo forneceram taxas que previam melhores fracturas osteoporóticas em comparação com os dispositivos QUS que realizam medições nas falanges do braço e no rádio.

No mesmo artigo, os autores concluíram que os dispositivos QUS validados podiam prever as fracturas resultantes de traumatismos mínimos (risco de fratura femoral, vertebral e geral) em mulheres pós-menopáusicas com mais de 65 anos, independentemente e tão bem como a densidade mineral óssea determinada por DXA central.[3]

Lewiecki et al. expressaram outro ponto de vista, pois, segundo eles, o valor do T-score registado pelos aparelhos de ultra-sons quantitativos não podia ser comparado com o T-score obtido pelos aparelhos DXA, porque estas duas tecnologias mediam propriedades ósseas diferentes e utilizavam bases de dados de referência diferentes. Os autores sugeriram a utilização de um ***T-score de ultra-sons*** para o rastreio da osteoporose em mulheres pós-menopáusicas.

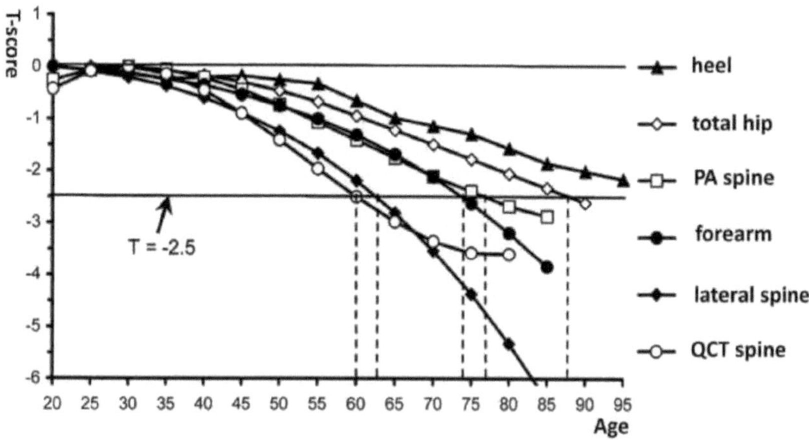

Figura 22. Declínio relacionado com a idade das pontuações T em mulheres caucasianas para diferentes tecnologias de medição (segundo Faulkner et al., 1999).

Faulkner et al. determinaram o T-score médio esperado (figura 22) em mulheres caucasianas de 60 anos na zona do calcanhar (ecografia), fémur proximal (absorciometria de raios X de dupla energia - DXA), coluna vertebral (DXA antero-posterior, DXA lateral e tomografia computorizada quantitativa) e antebraço (DXA). Os autores assumiram 2,5 desvios-padrão para a osteoporose em cada técnica. Para a idade de 60 anos, os valores médios do T-score variaram de -2,5 (coluna vertebral - QCT) a -0,7 (osteometria por ultrassom do calcâneo). Os autores propuseram um ***T-score específico*** a ser elaborado para cada método de avaliação da densidade óssea.[5]

Frost et al. realizaram um estudo com 422 mulheres, incluindo 227 perimenopáusicas, 195 pós-menopáusicas e 93 delas com uma ou mais fracturas vertebrais. O calcâneo foi testado com o Sahara Clinical Bone Sonometer (Hologic, Bedford, MA), enquanto a medição da densidade óssea da coluna lombar (L1-4), do colo do fémur e da anca proximal foi feita com o Hologic QDR4500 (Hologic, Bedford, MA). Os autores verificaram que os T-scores obtidos com a ecografia quantitativa apresentavam a menor diminuição, enquanto os T-scores da absorciometria de raios X do colo do fémur eram os mais elevados (fig. 23).[6]

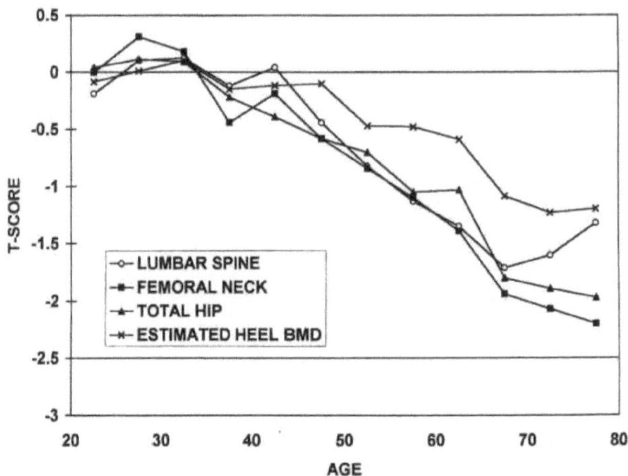

Figura 23. A dependência da idade das *pontuações T* para medições de DMO e QUS (segundo Frost et al., 1999).

No estudo (tabela 3), os autores verificaram uma variação dos T-scores de -1,3 no fémur proximal a -1,35 no colo do fémur com T-score registado no aparelho de ecografia quantitativa - 0,59.

Tabela 3 Escores T médios e presença de osteoporose (de acordo com os critérios da OMS) em mulheres, com idades compreendidas entre os 60 e os 65 anos (segundo Frost et al., 1999).

Região	*Método*	*Pontuação T média*	*Classificação da OMS*	*Osteoporose*
DMO	QUS	-0.59	Normal	2%
Coluna lombar	DXA	- 1.35	Osteopenia	21%
Colo do fémur	DXA	- 1.39	Osteopenia	14%
Anca proximal	DXA	- 1.03	Osteopenia	12%

Os resultados apresentados levantaram logicamente a questão de saber se era necessário alterar a interpretação do T-score obtido após um estudo ultrassonográfico quantitativo.

Pontuação T de ultrassom: "Para T ou não para T?"

Num artigo intitulado *The Clinical Use of Ultrasound*, a Hologic Inc. citou um estudo de *Goldstein et al.*, apresentado como Poster 70 na 9ª Reunião Anual da North American Menopause Association em 1998. Esse estudo incluiu 319 mulheres na pós-menopausa, com idade média de 63 anos. Foi realizado por DXA central e um aparelho de ultrassom quantitativo com o objetivo de determinar o limiar de risco de osteoporose. As mulheres com um T-score de -1,0 ou inferior em 90% dos casos foram diagnosticadas como doentes com osteopenia ou osteoporose pelo teste DXA central e 10% com densidade mineral óssea normal. Oito por cento das pessoas com um T-score de 0,0 (baixo risco) tinham osteoporose.[7]

O ponto de vista da Hologic Inc. sobre a utilização de um T-score de ultrassom obtido por ultrassom periférico do calcâneo é apresentado na figura 24.[8]

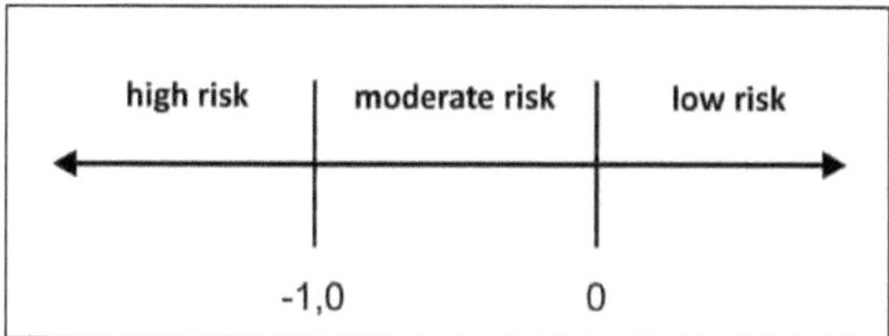

Figura 24. Distribuição do risco de fratura no T-score de ultra-sons (segundo Hologic Inc., 2017).

Até à data, não foram estabelecidos critérios de diagnóstico para a osteoporose com base na avaliação por ultra-sons do calcâneo ou noutras técnicas periféricas. Os critérios de diagnóstico da OMS não puderam ser utilizados para a avaliação da densidade óssea quando as medições foram efectuadas em regiões periféricas.[9]

A pontuação T definida pela OMS dentro do intervalo -2,5 ou inferior determinou que 30% das mulheres pós-menopáusicas eram doentes com osteoporose. A aplicação do mesmo limiar a um teste de ultra-sons quantitativo pode resultar numa interpretação errada do número de mulheres com osteoporose.[10-12]

Para ilustrar esta afirmação, *Kreig et al.* deram o seguinte exemplo. Na faixa etária acima dos 60 anos, a distribuição das mulheres abaixo do T-score de -2,5 obtido por ecografia foi de: 4% de acordo com o Sahara QUI, 12% de acordo com o Omnisense radius SOS, 16% de acordo com o Achilles SI, 24% de acordo com o Omnisense phalanges SOS. Com a mesma pontuação T, o exame DXA revelou a seguinte distribuição: 12% de acordo com a DMO da coluna lombar, 14% de acordo com a DMO do colo do fémur e 7% de acordo com a DMO total da anca.[13]

A osteoporose não pôde ser diagnosticada por uma ecografia quantitativa, mas isso não deve subestimar o seu valor preditivo do risco de fratura.

Referências

1. Grupo Científico da OMS para a Prevenção e Gestão da Osteoporose. Prevention and management of osteoporosis: report of a WHO scientific group (Prevenção e tratamento da osteoporose: relatório de um grupo científico da OMS). Série de relatórios técnicos da OMS (2000), Genebra, Suíça: 55-56.

2. Boonen S, Nijs J, Borghs H, Peeters H, Vanderschueren D, Frank P. Luyten Identificação de mulheres pós-menopáusicas com osteoporose através de ultra-sons do calcâneo, radiogrametria digital de raios X dos metacarpos e absorciometria radiográfica das falanges: um estudo comparativo. Osteoporos Int. (2005); 16:93-100.

3. Krieg M A, Cornuz J, Ruffieux C, Sandini L, Büche D, Dambacher MA, Hartl F, Hauselmann H J, Kraenzlin M, Lippuner K, Neff M, Pancaldi P, Rizzoli R, Tanzi F, Theiler R, Tyndall A, Wimpfheimer K, Burckhardt P. Comparação de três ultra-sons ósseos para a discriminação de indivíduos com e sem fracturas osteoporóticas entre 7562 mulheres idosas. J Bone Miner Res (2003); 18(7):1261-1266.

4. Lewiecki M E, Richmond B, Miller P D. Clevland Med. Jurn. Of Med. (2006); (73) 8: 742-752.

5. Faulkner KG, von Stetten E, Miller P. Discordance in patient classification using T-scores. J Clin Densitom (1999); 2(3):343-50.

6. Frost ML, Blake GM, Fogelman I. Ultra-sons quantitativos de contacto: uma avaliação da precisão, discriminação de fracturas, perda óssea relacionada com a idade e aplicabilidade dos critérios da OMS. Osteoporos Int (1999); 10(6):441-449.

7. Goldstein SR, Nachtigall LE. Quantitative ultrasound of the calcaneus: comparison with dual energy x-ray absorptiometry (DXA) of the hip. Apresentado na 9ª Reunião Anual da Sociedade Norte-Americana de Menopausa (Toronto, 16-19 de setembro de 1998): Poster 70.

8. http://www.hologic.com/sites/default/files/product-files/W-53_Clinical_Use_Ultrasound10-03.pdf disponível em 10.11.2017.

9. Syed Z, Khan A Bone Densitometry: Applications and Limitations Reprinted from JOGC (2002); (24) 6.

10. Anónimo. Consensus development conference: diagnosis, prophylaxis and treatment of osteoporosis (Conferência de desenvolvimento de consenso: diagnóstico, profilaxia e tratamento da osteoporose). Am J Med (1993) 94:646-650.

11. Kanis JA, Delmas P, Burckhardt P, et al. Diretrizes para o diagnóstico e tratamento da osteoporose. Fundação Europeia para a Osteoporose e Doenças Ósseas. Osteoporos Int (1997) 7:390-406.

12. OMS. Assessment of fracture risk and its application to screening for postmenopausal osteoporosis (Avaliação do risco de fratura e sua aplicação ao rastreio da osteoporose pós-menopausa). Organização Mundial de Saúde, (1994) Genebra.

13. Krieg MA, Barkmann R, Gonnelli S, Stewart A, Bauer DC, Del Rio Barquero L, Kaufman JJ, Lorenc R, Miller PD, Olszynski WP, Poiana C, Schott AM, Lewiecki EM, Hans D. Ultrassom quantitativo no tratamento da osteoporose: as posições oficiais da ISCD 2007. J Clin Densitom. (2008); 11(1):163-87.

Capítulo 5

Avaliação do risco de fratura por ultra-sons quantitativos

De acordo com a posição oficial da Sociedade Internacional de Densitometria Clínica (ISCD) e da Fundação Internacional para a Osteoporose (IOF), ***o calcâneo era a única região do esqueleto onde os testes de ultra-sons quantitativos*** podiam ser realizados para a gestão da osteoporose. Os dispositivos de medição quantitativa por ultra-sons bem estabelecidos na região do calcanhar previram fracturas com traumatismo mínimo em mulheres pós-menopáusicas (fémur proximal, coluna vertebral e risco geral de fratura) e homens com mais de 65 anos de idade (fémur proximal e todas as fracturas não vertebrais), independentemente do DXA central. Como já foi dito, o teste do colo do fémur tem sido o "padrão de ouro" para o diagnóstico da osteoporose. No entanto, se a DXA central não puder ser realizada, pode ser iniciado um tratamento farmacológico se a probabilidade de fratura - avaliada pela QUS do calcanhar utilizando limiares específicos do dispositivo e factores de risco clínicos - for suficientemente elevada.[1]

Exame bilateral de ultrassom quantitativo

Um dos principais problemas enfrentados por cada especialista que realiza testes quantitativos de ultrassom do calcâneo tem sido: Qual dos dois membros deve ser rastreado? Normalmente, a escolha era deixada ao critério do doente.

Num estudo de ultra-sons realizado por nós, não foi encontrada qualquer diferença significativa no T-score dos dois ossos do calcanhar em 910 mulheres.

Ao mesmo tempo, foram estabelecidas diferenças individuais: 748 (79,91%) mulheres apresentaram uma diferença nas pontuações T, registada no intervalo de 0 a 0,4 DP. Em 156 (16,67%), a diferença foi de 0,5 a 0,9 DP, enquanto em 21 das participantes (2,24%) - de 1,0 a 1,4 DP, respetivamente. Em 4 das mulheres, a diferença na pontuação T para ambos os calcâneos foi superior a 1,5 DP.[2]

Os resultados do rastreio bilateral levaram-nos a sugerir o seguinte comportamento na realização do exame ultrassonográfico quantitativo do calcâneo:

- Quando uma diferença de pontuação T de ambas as medições foi recodificada abaixo de 0,4 DP, a pontuação T média foi calculada.
- Quando uma diferença de pontuação T de ambas as medições foi recodificada de 0,5 a 0,9 DP, foram efectuados testes bilaterais repetidos e a pontuação T média foi calculada com base nas quatro medições.
- Quando uma diferença de pontuação T de ambas as medições foi recodificada acima de 1,0 DP, devem ser efectuados testes bilaterais repetidos e utilizada a pontuação T mais baixa.

Algoritmo de rastreio da osteoporose

Boyanov propôs um algoritmo de avaliação do risco de fratura (figura 25) de acordo com a pontuação T, em que a suscetibilidade para a deteção de osteoporose era, em média, superior a 80% para a nossa pontuação T $\leq$ -1,0 e a especificidade era, em média, superior a 90% para a pontuação T $\leq$ 0,[3]

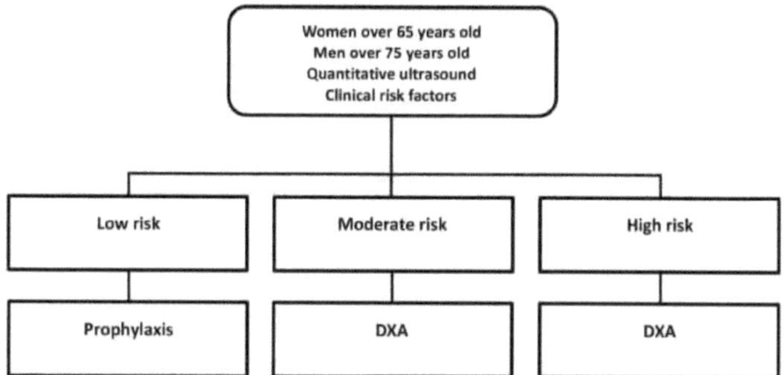

Figura 25. Algoritmo de avaliação do risco de fratura para rastreio por ultra-sons (segundo Boyanov, 2006)

No nosso estudo, encontrámos um T-score médio de -1,3 para mulheres no grupo etário dos 60-69 anos que não tinham tratamento para a osteoporose.[3] Não havia história de fratura do colo do fémur. Este valor justificou a nossa sugestão de um algoritmo de avaliação do risco de fratura (figura 26) e o comportamento no rastreio da osteoporose.

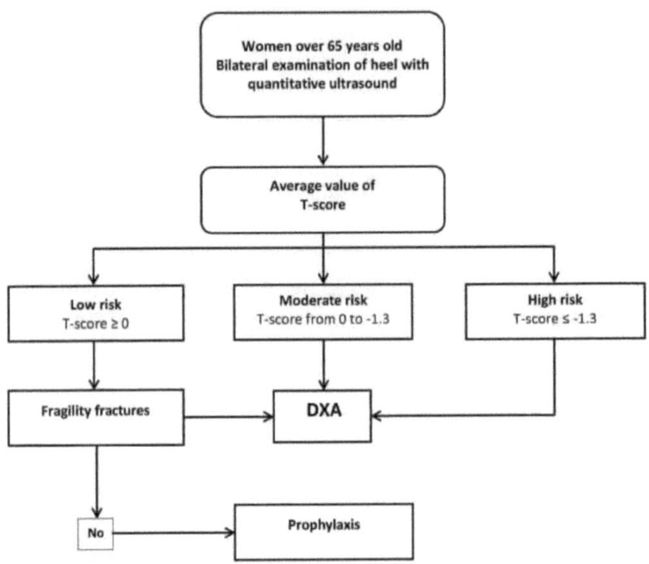

Figura 26. Algoritmo de avaliação do risco de fratura e comportamento no rastreio da osteoporose

Proteção contra as fracturas da anca

A determinação do nível de risco de fratura por ultra-sons quantitativos e o diagnóstico atempado da osteoporose por DXA eram o caminho mais curto para iniciar o tratamento para aumentar a densidade óssea. No entanto, o período entre o início do tratamento da osteoporose e a obtenção de uma densidade óssea normal demorava meses e, por vezes, anos. Por conseguinte, foram importantes as medidas a tomar neste período para prevenir especialmente as fracturas do colo do fémur e as fracturas do trocânter devidas à osteoporose e que ocorrem com um traumatismo mínimo - *queda da altura do corpo.*

Estas fracturas tiveram um grande significado social, não só porque se esperava que o seu número ultrapassasse globalmente os 6 milhões em 2050. Estas eram uma das lesões mais graves que ocorriam nos idosos, aumentando a taxa de mortalidade em 20% e a institucionalização a longo prazo em 25%.[4-11]

Cerca de 90% das fracturas da anca resultaram de uma queda, mas, por outro lado, apenas 1-2% das quedas resultaram em fracturas. A maioria destas fracturas ocorreu em pessoas com mais de 65 anos de idade. Foram observadas quedas anuais em 30-40% dos representantes deste grupo etário.[16,17]

A prevenção de fracturas com base no seu mecanismo tem sido de interesse na prática clínica.

O mecanismo de fratura do colo do fémur e as fracturas do trocânter foram mais frequentemente associados a uma queda. A queda no idoso (figura 27) passou por quatro fases: uma fase de perda de equilíbrio, uma fase de queda, uma fase de impacto e uma fase pós-impacto durante a qual o doente permaneceu imóvel.[18,19]

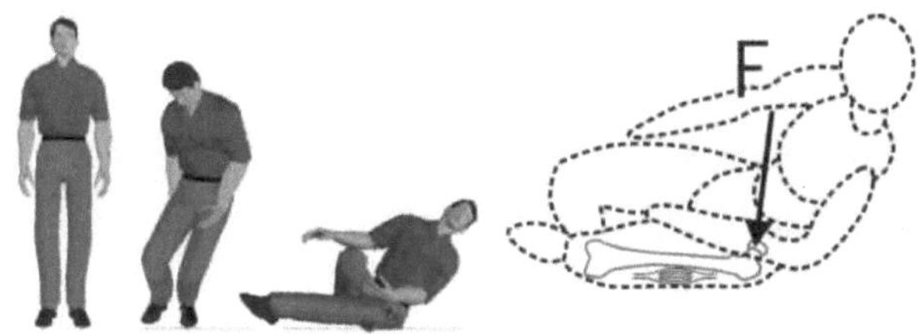

Figura 27. Fases da queda no idoso. F - força de impacto. (Estudo sobre o Mecanismo de Queda e Fratura da anca em idosos, investigação em cooperação com o Instituto Karolinska, Suécia e Universidade de Medicina da Prefeitura de Quioto) [20]

A energia de impacto na segunda fase da queda aumentou com o peso corporal e a altura. Os tecidos moles e as roupas que cobrem o trocânter maior tiveram algum efeito na absorção da energia. *Majumder et al.* criaram um modelo tridimensional pélvico-trocânter-tecido mole e verificaram que a força de pico do impacto (Fmax/BW) diminuía com o aumento da espessura do tecido mole que cobre o trocânter maior. Essa dependência é representada graficamente na figura 28.[21]

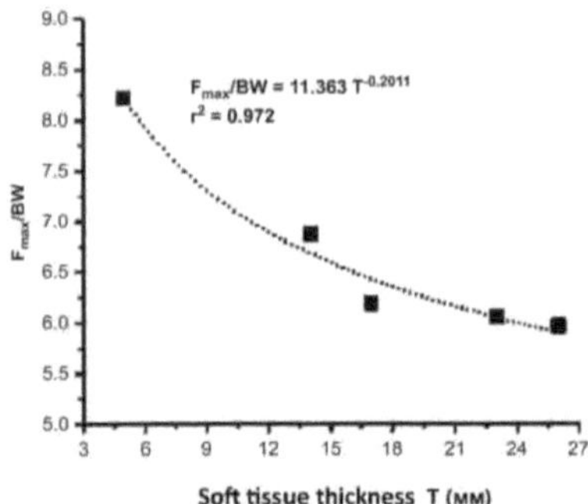

Figura 28. Efeito do tecido mole na força de pico de impacto. Fmax/BW - força de pico de impacto, T- espessura do tecido mole que cobre o trocânter maior. [21]

Os protectores externos da anca proximal são o meio de reduzir a força de pico do impacto e, respetivamente, o risco de fratura. O primeiro foi patenteado em 1959 por *Molcolm L. Raymond.*

Os protectores modernos diferem na sua forma e desenho (figura 29).[23] A sua função é absorver parte da energia de impacto no trocânter maior em resultado de uma queda sobre uma superfície dura. Vários estudos demonstraram o papel dos protectores na redução das fracturas na zona proximal da anca em pessoas idosas.[24-26] De acordo com *Lotz et al.*, os protectores da anca proximal reduzem a força do impacto e são capazes de a diminuir abaixo do limiar de fratura de 2100 N.[27]

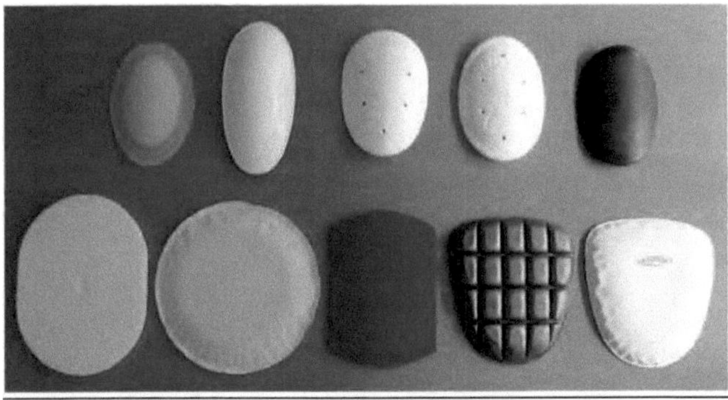

Figura 29. Modelos patenteados de protectores proximais da anca. Linha superior (da esquerda para a direita): Anca saudável Hornsby; KPH 2, Safehip (antigo); Safehip (novo); Vestuário de proteção

da anca Impactwear. Linha inferior (da esquerda para a direita): Gerihip; Hip Saver; Protetor de anca Lyds; Calças de segurança (FI); Calças de segurança (NL).[23]

Num estudo com diferentes protectores, *Van et al.* concluíram que os protectores proximais da anca foram capazes de reduzir a força do impacto abaixo dos 3100 N do limiar de fratura definido pelos autores.[28] Por outro lado, a utilização de protectores foi apontada como uma estratégia custo-eficaz para a prevenção de fracturas do colo do fémur e do trocânter.[29,30]

Fraenkel et al. relataram um estudo que envolveu 223 doentes submetidos a terapêutica para a osteoporose com bifosfonatos. A idade média dos participantes do estudo foi de 78 anos (desvio padrão SD = ± 5). Os autores verificaram uma redução de 25% no risco de fratura nos doentes não protegidos e uma redução de 50% no risco de fratura nos doentes que colocam diariamente os protectores depois de se levantarem.[31]

Foi relatada uma melhor eficiência na prevenção de fracturas do fémur e do trocânter em pessoas colocadas em lares de idosos especializados, em comparação com as que vivem nas suas próprias casas.[32]

Meyer et al. realizaram um estudo de 15 meses com 459 indivíduos que utilizaram protectores de anca proximais e 483 pessoas num grupo de controlo. Todos eles estavam alojados em hospícios na Alemanha e tinham mais de 70 anos de idade. Os autores encontraram 21 fracturas na zona proximal da anca em 21 pessoas (4,6%) do primeiro grupo e 42 fracturas em 39 pessoas do segundo grupo (8,1%).[33]

Gillespie et al. resumiram os resultados de 13 estudos que envolveram 11.573 participantes. Estabeleceram uma redução insignificante do risco de fracturas proximais da anca (risco relativo (RR) 0,81; intervalo de confiança de 95% (IC) 0,66 a 0,99). O principal pré-requisito foi a má receção dos protectores pelos idosos e o não cumprimento do regime de utilização.[34] Este facto foi confirmado pelos estudos que consideram o uso de protectores mais eficaz em doentes institucionalizados que estavam mais motivados para usar os protectores proximais da anca.

Os protectores da anca podem absorver a energia na fase de impacto (figura 27) e assim reduzir o risco de fracturas, mas atualmente não são conhecidos e não são utilizados por rotina nos cuidados hospitalares e ambulatórios no nosso país. A sua utilização poderá resultar numa redução do número de doentes com fracturas proximais do fémur e, consequentemente, na redução dos custos associados ao tratamento destas fracturas. A utilização eficaz dos protectores da anca deve ser acompanhada de uma avaliação clínica do risco de queda, incluindo questões sobre as circunstâncias de quedas anteriores (se existirem), considerando a história clínica (incluindo a medicação tomada), e uma avaliação aprofundada do equilíbrio, marcha, mobilidade, força muscular e acuidade visual dos doentes com elevado risco de queda (figura 30).

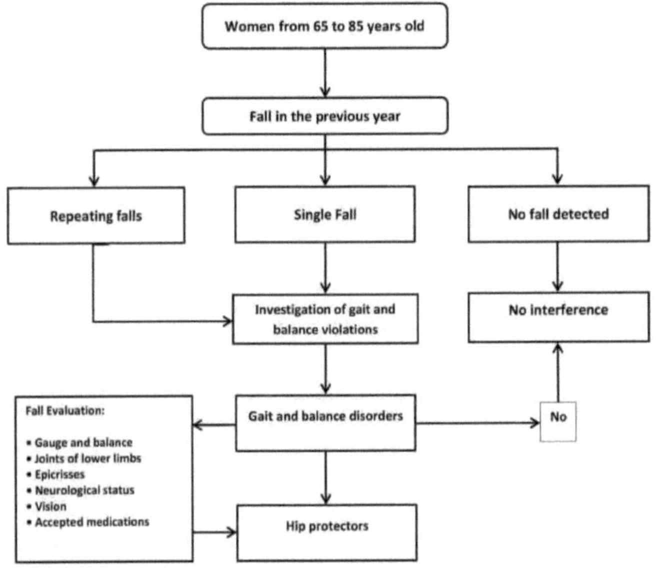

Figura 30. Algoritmo para avaliação e prevenção de quedas.

Referências

1 https://www.iscd.org/official-positions/2007-iscd-official-positions-adult/ disponível até 10.11.2017.

2 Minkov D, Rossmanov V. Medições quantitativas bilaterais do calcâneo por ultrassom ou dois é mais do que um. Orth and Traum (2009); 1:18-24.

3 Boyanov M. Densitometria clínica de raios X e ultrassom ósseo quantitativo. Biblioteca Médica Central. Universidade de Medicina - Sofia, (2006) pp. 110-115.

4 Lindsay R, Cosman F. Osteoporose primária. In: Coe FL, Favus M J Disorders of bone and mineral metabolism. Raven Press, NewYork. (1992); pp. 831-888.

5 Cummings S R, Black D Should perimenopausal women be screened for osteoporosis? Ann Intern Med (1986); 104:817-823.

6 Cooper C, Atkinson E J, Jacobsen S J, O'Fallon W M, Melton L J III Estudo de base populacional sobre a sobrevivência após fracturas osteoporóticas. Am J Epidemiol (1993); 137:1001-1005.

7 Melton L J III Epidemiologia das fracturas. In: Riggs B L, Melton L J III Osteoporosis: etiology, diagnosisand management. RavenPress, Nova Iorque. (1988); pp. 133-154.

8 Jacobsen S J, Goldberg J, Miles T P, Brody J A, Stiers W, Rimm A A Race and sex differences in mortality following fracture of the hip. Am J Public Health. (1992); 82:1147-1150.

9 Keene G S, Parker M J, Pryor G A Mortality and morbidity after hip fractures (Mortalidade e morbilidade após fracturas da anca). BMJ (1993); 307:1248-1250.

10 Sernbo I, Johnell O Consequences of hip fracture: a prospective study over 1 year. Osteoporosis Int. (1993); 3:148-153.

11 Grisso J A, Kelsey J L, Strom B L, Chiu G Y, Maislin G, O'Brien L A, Hoffman S, Kaplan F. Risk factors for falls as a cause of hip fracture in women . N. Engl. J. Med. (1991) 324: 1326-1331.

12 Tinetti M E, Speechley M, Ginter S F. Risk factors for falls among elderly persons living inthe community. N Engl J Med. (1988); 319:1701-1707.

13 Hayes W C, Myers E R, Morris J N, Gerhart T N, Yett, H S, Lipsitz L A. O impacto próximo da anca domina o risco de fratura em idosos residentes em lares de idosos que caem. Calcif. Tissue Int. (1993); 52:192-198.

14 Nevitt M C, Cummings S R, Kidd S, Black D. Risk factors for recurrent nonsyncopal falls. Um estudo prospetivo. JAMA (1989); 61(18):2663-8.

15 Greenspan S L, Myers E R, Maitland L A, Resnick N M, Hayes W C. Falls everity and bone mineral density as risk factors for hip fracture in ambulatory elderly. JAMA (1994); 271:128-133.

16 Rao S S. Prevention of falls in older patients (Prevenção de quedas em pacientes idosos). Am Fam Physician. 2005 Jul 1;72(1):81-8

17 Hayes W C, Myers E R, Robinovitch S N, Van Den Kroonenberg A, Courtney A C, Mc Mahon T A. Etiology and prevention of age-related hip fractures. Bone. (1996); 18(1 Suppl):77S-86S.

18 Laboratório Makikawa e Okada. Promoção da segurança - estudo sobre o mecanismo de queda e fratura da anca dos idosos. Instituto Karolinska, Suécia e Universidade de Medicina da Província de Quioto (2011). http://www.ritsumei.ac.jp/se/~makikawa/theme_e.html.

19 Majumder S, Roychowdhury A, Pal S.Effects of trochanteric soft tissue thickness and hip impact velocity on hip fracture in sideways fall through 3D finite element simulations. J Biomech (2008); 41(13):2834-42.

20 http://www.ritsumei.ac.jp/se/~makikawa/theme_e.html disponível a 15.11.2017 Patente № 641 673/ 21.02.1957г. Escritório de Patentes dos Estados Unidos patenteado em 9 de junho de 1959

23 Van Schoor N M, van der Veen A J, Schaap L A, Smit T H, Lips. Comparação biomecânica de protectores da anca duros e moles e a influência dos tecidos moles. Bone. (2006); 39(2):401-7.

24 Parker M J, Gillespie W J, Gillespie L D. Effectiveness of hip protectors for preventing elderly people: systematic review (Eficácia dos protectores da anca na prevenção dos idosos: revisão sistemática). BMJ (2006); 332:571.

25 Kannus P, Parkkari J, Niemi S, et al. Prevention of hip fracture in elderly people with protetor. N Engl J Med. (2000); 343:1506-13.

26 Heikinheimo R, Jalonen-Mannikko A, Asumaniemi H, Lehtomaki E. External hip protedwelling older persons.Aging Clin Exp Res. (2004); 16:41-3.

27 Lotz J C, Hayes W C. The use of quantitative computed tomography to estimate risk of fracture of the hip from falls. J Bone Joint Surg Am (1990); 72(5):689-700.

28 van Schoor NM, Smit JH, Twisk JW, Bouter LM, Lips P. Prevention of hip fractures by external hip protectors: a randomized controlled trial (Prevenção de fracturas da anca com protectores externos da anca: um ensaio aleatório controlado). JAMA. (2003); 289(15):1957-62

29 Singh S, Sun H, Anis A H. Cost-effectiveness of hip protectors in the prevention of osteoporosis relatedhip fractures in elderly nursing home residents. J Rheumatol (2004); 31:1607-13.

30 Segui-Gomez M, Keuffel E, Frick KD. Cost and effectiveness of hip protectors among the elderly. Int J Technol Assess Health Care (2002); 18:55-66.

31 Fraenkel L, Gulanski B, Wittink DR. Preferência por protectores de anca entre idosos com elevado risco de fracturas osteoporóticas. J Rheumatol. (2006); 33(10):2064-8.

32 de Rooij, S E. Protectores da anca para prevenir a fratura do fémur. BMJ (2006); 332(7541):559-560.

33 Meyer G, Warnke A, Bender R, Mühlhauser I. Effect on hip fractures of increased use of hip protectors in nursing homes: cluster randomised controlled trial BMJ. (2003); 326(7380):76.

34 Gillespie W J, Gillespie L D, Parker M J. Hip protectors for preventing hip fractures in older people. Cochrane Database Syst Rev. (2010); (10):CD001255.

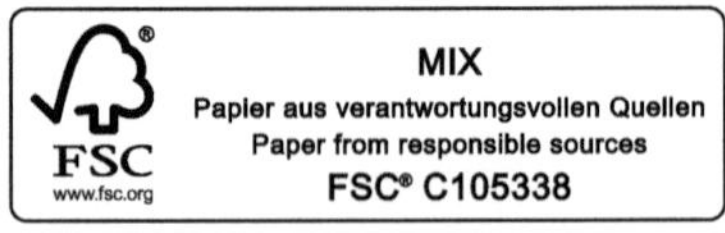

Printed by Books on Demand GmbH, Norderstedt / Germany